U0383014

普通高等教育"十三五"规划教材 · 全国高等医药院校规划教材

配套实验与学习指导系列

耳鼻咽喉头颈外科学
学习指导

张勤修 刘世喜 主编

清华大学出版社

北京

内 容 简 介

《耳鼻咽喉头颈外科学学习指导》是清华大学出版社"十三五"规划教材《耳鼻咽喉头颈外科学》配套实习教材。学习指导完全遵循最新教学大纲要求,按照学习要求、重点与难点、复习题三部分编写,总体内容顺序与《耳鼻咽喉头颈外科学》一致。书后附有所有习题答案供参考。

版权所有,侵权必究。侵权举报电话:010-62782989　13701121933

图书在版编目(CIP)数据

耳鼻咽喉头颈外科学学习指导/张勤修,刘世喜主编.—北京:清华大学出版社,2017
（普通高等教育"十三五"规划教材. 全国高等医药院校规划教材配套实验与学习指导系列）
ISBN 978-7-302-46613-0

Ⅰ.①耳… Ⅱ.①张… ②刘… Ⅲ.①耳鼻咽喉科学－外科学－医学院校－教学参考资料 ②头－外科学－医学院校－教学参考资料 ③颈－外科学－医学院校－教学参考资料 Ⅳ.①R762 ②R65

中国版本图书馆 CIP 数据核字(2017)第 031339 号

责任编辑:罗　健　王　华
封面设计:常雪影
责任校对:王淑云
责任印制:沈　露

出版发行:清华大学出版社
　　　　网　　址:http://www.tup.com.cn,http://www.wqbook.com
　　　　地　　址:北京清华大学学研大厦 A 座　　　　邮　　编:100084
　　　　社 总 机:010-62770175　　　　　　　　　　邮　　购:010-62786544
　　　　投稿与读者服务:010-62776969,c-service@tup.tsinghua.edu.cn
　　　　质量反馈:010-62772015,zhiliang@tup.tsinghua.edu.cn
印 装 者:北京国马印刷厂
经　　销:全国新华书店
开　　本:185mm×260mm　　　印　张:13.5　　　字　数:326 千字
版　　次:2017 年 6 月第 1 版　　　印　次:2017 年 6 月第 1 次印刷
印　　数:1~2500
定　　价:35.00 元

产品编号:040716-01

编 委 会

主　编　张勤修　刘世喜
副主编　覃　刚　唐嗣泉　朱　力　刘兆辉
编　委　（按姓氏拼音为序）
　　　　胡国华（重庆医科大学附属第一医院）
　　　　李昕蓉（成都中医药大学附属医院）
　　　　刘　洋（成都中医药大学附属医院）
　　　　刘代恩（成都中医药大学附属医院）
　　　　刘兆辉（遵义医学院附属医院）
　　　　宋为明（北京大学附属第三医院）
　　　　覃　刚（西南医科大学附属医院）
　　　　唐嗣泉（川北医学院附属医院）
　　　　杨莎莎（成都中医药大学附属医院）
　　　　叶惠平（贵州医科大学附属医院）
　　　　张勤修（成都中医药大学附属医院）
　　　　朱　力（成都医学院附属第一医院）
秘　书　刘代恩　杨莎莎

目 录
CONTENTS

第 1 篇

鼻 科 学

第1章 鼻的临床解剖学

掌握：面部危险三角区静脉回流，各鼻道、鼻甲、鼻中隔组成，鼻窦分组及窦口位置。

熟悉：外鼻解剖名称，鼻前庭，鼻腔，鼻中隔，利特尔区。

了解：外鼻支架，嗅区和呼吸区，前颅底与各鼻窦毗邻关系。

重点与难点

鼻由外鼻、鼻腔、鼻窦三部分构成。

一、外鼻

静脉回流：外鼻的静脉经内眦静脉及面静脉汇入颈内静脉，内眦静脉与眼上静脉、眼下静脉相通，最后汇入颅内海绵窦。面静脉无瓣膜。

二、鼻腔

1. 鼻腔分为鼻前庭和固有鼻腔两部分。

2. 利特尔区：鼻中隔前下部的黏膜内动脉血管汇聚成丛，称利特尔区，是鼻出血的好发部位，又称"易出血区"。

3. 鼻腔外侧壁有突出于鼻腔的三个骨质鼻甲，自上而下依次为上、中、下鼻甲。各鼻甲下方的空隙称为鼻道，即上、中、下鼻道。

4. 上鼻甲后上方为蝶筛隐窝，蝶窦开口于此。

5. 中鼻甲属筛骨的一个结构，是手术的重要标志。

6. 下鼻甲为一独立骨片，附着于上颌窦内壁。

7. 窦口鼻道复合体是以筛漏斗为中心的附近区域，包括筛漏斗、钩突、筛泡、半月裂、中鼻道、中鼻甲、前组筛房、额窦口及上颌窦自然开口等一系列结构。

8. 下鼻道：下鼻道前上方有鼻泪管开口，下鼻道的外侧壁前段近下鼻甲附着处，壁薄易穿刺，是上颌窦穿刺冲洗的最佳进针位置。

9. 鼻腔黏膜分为嗅区黏膜和呼吸区黏膜两部分。

10. 鼻腔血管：动脉主要来自颈内动脉的分支眼动脉和颈外动脉的分支上颌动脉。眼动脉分出筛前、筛后动脉。上颌动脉分出蝶腭动脉、眶下动脉和腭大动脉。鼻腔静脉丛主要有克氏静脉丛和鼻咽静脉丛。

11. 鼻腔神经有嗅神经、感觉神经和自主神经三类。

三、鼻窦

1. 鼻窦共有四对，分别是上颌窦、筛窦、额窦、蝶窦。按其解剖部位及窦口所在位置分为前、后两组，前组鼻窦包括上颌窦、前组筛窦和额窦，其窦口均在中鼻道，后组鼻窦包括后组筛窦和蝶窦，前者窦口在上鼻道，后者窦口在蝶筛隐窝。

2. 筛窦由中鼻甲基板分为前、后两组。

复习题

一、单项选择题

1. 中鼻甲解剖描述有误的是（　　）。
   A. 中鼻甲属筛骨结构
   B. 中鼻甲常见的解剖变异有中鼻甲气化和中鼻甲曲线反常
   C. 下、中、上鼻甲在大小上是依次递减 1/3，位置上依次后退 1/3
   D. 前后两组筛窦以中鼻甲基板为界
   E. 中鼻甲前端有鼻丘，后上方有翼腭窝

2. 面部"危险三角区"指（　　）。
   A. 两口角与鼻根部三点连线内的区域
   B. 面前静脉与面深静脉之间的区域
   C. 两眼外眦与下颏尖三点连线的区域
   D. 强调外鼻静脉与眼静脉及海绵窦的关系，没有具体的范围
   E. 以上都不是

3. 关于鼻窦描述正确的是（　　）。
   A. 均开口于中鼻道　　　　　　B. 前组鼻窦包括上颌窦和蝶窦
   C. 后组鼻窦包括额窦和筛窦　　D. 出生时均已发育
   E. 有共鸣作用

4. 关于鼻窦描述不正确的是（　　）。
   A. 是鼻腔周围颅骨内的含气空腔　　B. 一般左右成对，共有 4 对
   C. 均开口于鼻腔　　　　　　　　　D. 分为前后两组
   E. 出生时均已发育

5. 鼻腭动脉为哪一动脉的直接分支（　　）。
   A. 眼动脉　　　　　　　　　　B. 筛前动脉

C. 上颌动脉　　　　　　　　　　　D. 蝶腭动脉

E. 眶下动脉

6. 下述哪种说法有误（　　）。

A. 利特尔动脉丛指鼻中隔黏膜下层的动脉网状血管丛

B. 吴氏鼻－鼻咽静脉丛指中鼻道后方扩张的静脉丛

C. 克氏静脉动丛指鼻中隔黏膜下层的静脉网状血管丛

D. 鼻中隔易出血区指利特尔动脉丛和克氏静脉丛

E. 青年人鼻出血常见于易出血区

7. 上颌窦自然开口描述有误的是（　　）。

A. 从鼻腔看,位于筛漏斗底部

B. 从窦内看,位于窦腔内侧壁最高处

C. 自然口可为两个

D. 直立时,开口为位于窦腔最低部,利于引流

E. 由骨性部和膜性部组成

8. 鼻呼吸区黏膜纤毛的运动方向主要是（　　）。

A. 从前向后　　　　　　　　　　　B. 从后向前

C. 从下向上　　　　　　　　　　　D. 从上向下

E. 从外向内

9. 外鼻静脉描述有误的是（　　）。

A. 主要包括内眦静脉和面静脉　　　B. 内眦静脉直接与海绵窦相通

C. 无瓣膜　　　　　　　　　　　　D. 主要汇入颈内静脉

E. 内眦静脉与眼上、眼下静脉相通

10. 外鼻的感觉神经主要来源于三叉神经,其分支的神经有（　　）。

A. 筛前神经、滑车上神经、滑车下神经、眶下神经

B. 筛前神经、滑车上神经、滑车下神经、眶上神经

C. 滑车神经、滑车上神经、滑车下神经、眶下神经

D. 筛前神经、筛后神经、眶上神经、眶下神经

E. 眼神经、上颌神经、下颌神经、滑车神经

11. 关于筛漏斗哪一说法有误（　　）。

A. 是额窦、前组筛窦和上颌窦引流的汇合处

B. 其最上不是额隐窝

C. 如黏膜肿胀,可使其阻塞,引起单个或多个鼻窦炎

D. 是个三维腔隙,其前下是钩突,后是筛泡,向内经半月裂孔与中鼻道相通

E. 其最上部可为终末隐窝,额隐窝开口于中鼻道

二、多项选择题

1. 开口于中鼻道的鼻窦包括（　　）。

A. 额窦　　　　　　　　　　　　　B. 上颌窦

C. 前组筛窦　　　　　　　　　　　D. 后组筛窦

E. 蝶窦

2. 鼻腔外侧壁结构包括(　　)。

　A. 上鼻甲　　　　　　　　　　　　B. 中鼻甲

　C. 下鼻甲　　　　　　　　　　　　D. 最上鼻甲

　E. 最下鼻甲

3. 中鼻道外侧壁结构包括(　　)。

　A. 钩突　　　　　　　　　　　　　B. 筛泡

　C. 半月裂孔　　　　　　　　　　　D. 筛漏斗

　E. 鼻泪管

4. 鼻中隔的骨与软骨支架包括(　　)。

　A. 筛骨正中板　　　　　　　　　　B. 筛骨水平板

　C. 犁骨　　　　　　　　　　　　　D. 鼻中隔软骨

　E. 鼻外侧软骨

三、填空题

1. 鼻由_____、_____和_____三部分构成。

2. 前组鼻窦包括_____、_____、_____,均开口于中鼻道。后组鼻窦包括_____和_____,前者窦口位于_____,后者窦口位于_____。

3. 鼻腔黏膜按其组织学构造和生理功能的不同,分为_____和_____两部分。

四、名词解释

1. 鼻阈

2. 利特尔区

3. 窦口鼻道复合体

4. 梨状孔

五、论述题

简述"危险三角区"的解剖结构及临床意义。

第2章 鼻的生理学

掌握：鼻的生理功能。

熟悉：鼻阻力、鼻周期等基本概念。

重点与难点

鼻的生理功能：①呼吸功能；②温度调节；③湿度调节；④过滤及清洁作用；⑤嗅觉功能；⑥发音共鸣功能；⑦鼻的反射功能。

复习题

一、名词解释

生理性鼻甲周期

二、简答题

简述鼻的生理功能。

第 3 章　鼻的检查法

学习要求

掌握：鼻科检查的基本设备及检查方法。

熟悉：鼻内镜下的鼻内结构。

了解：鼻功能检查方法。

重点与难点

一、鼻科常用检查器械

鼻科常用器械包括额镜、前鼻镜、间接鼻咽镜、枪状镊、膝状镊、喷雾器等。

二、鼻和鼻窦的检查方法

包括外鼻、鼻腔、鼻窦及鼻咽部检查。

1. 前鼻镜检查法：主要是观察鼻窦的引流情况、鼻腔的通气情况、黏膜色泽、鼻甲大小以及有无出血、分泌物、溃疡、痂皮、新生物等。

2. 鼻腔及鼻窦内镜检查：鼻内镜为鼻腔及鼻窦的主要检查方法。根据所需检查的部位选用不同角度的鼻内镜，主要观察显示部位的黏膜形态、分泌物性质、有无糜烂、血管扩张以及各鼻窦开口情况等。必要时应作鼻计算机 X 线断层摄影术（Computerized tomography，CT）扫描，上颌窦穿刺术等。

3. 鼻功能检查：有鼻测压计、反射鼻测量计、鼻自洁功能检查、嗅瓶试验、嗅阈试验、嗅觉诱发电位等。

复习题

简答题

简述前鼻镜检查的体位及相应检查部位。

第4章　鼻的先天性疾病及畸形

学习要求

了解：较为常见的鼻的先天性疾病及畸形的临床表现。

复习题

一、单项选择题

1. 下列各项有助于鼻部脑膜脑膨出的诊断，哪项除外（　　）。

   A. 鼻颏位 X 线摄片　　　　　　　　　B. CT 检查

   C. 肿块穿刺

   D. 磁共振成像（magnetic resonance imaging，MRI）检查

   E. 造影检查

2. 新生儿出现呼吸困难，不能正常哺乳，首先应考虑（　　）。

   A. 先天性双后鼻孔闭锁　　　　　　　B. 先天性心脏病

   C. 先天性喉软骨畸形　　　　　　　　D. 鼻部脑膜膨出

   E. 急性会厌炎

3. 鼻部脑膜脑膨出的最佳手术年龄为（　　）。

   A. 1 岁以前　　　　　　　　　　　　B. 2～3 岁

   C. 6～10 岁　　　　　　　　　　　　D. 10～18 岁

   E. 18 岁以后

二、多项选择题

1. 鼻部脑膜脑膨出的手术禁忌证为（　　）。

   A. 大脑畸形无正常发育的可能　　　　B. 膨出部破溃感染

C. 特大脑膜脑膨出并脑畸形 D. 特大脑膜脑膨出并脑积水
E. 检出鼻部脑膜脑膨出患者筛板损伤

2. 先天性后鼻孔闭锁可分为单侧性或双侧性,闭锁处组织可为(　　)。

A. 膜性 B. 骨性
C. 混合性 D. 肌性
E. 以上都不对

三、论述题

试述先天性后鼻孔闭锁的临床表现。

第 5 章 外伤与异物

学习要求

熟悉：鼻骨骨折、鼻腔异物的处理。

了解：脑脊液鼻漏的临床表现及处理。

重点与难点

一、鼻骨骨折

1. 诊断：根据外伤史及临床表现可作出诊断，鼻骨 X 线侧位片作为诊断依据。

2. 治疗：

(1) 一般处理：止血、止痛、清创缝合及预防感染等。

(2) 鼻骨骨折复位：复位应尽早进行，一般应在外伤后 10 d 内施行。

(3) 伴鼻中隔软骨脱位时，应同步复位。

(4) 伴鼻中隔血肿时，需早期切开引流，以免发生软骨坏死。

复习题

一、多项选择题

1. 鼻骨骨折复位术的适应证(   )。

    A. 鼻部外观无畸形   B. 鼻部外观畸形

    C. 鼻腔功能无障碍   D. 鼻腔功能障碍

    E. X 线侧位片示鼻骨骨折

2. 鼻骨骨折复位术正确的是(   )。

    A. 不超过外伤后 10 d 进行

B. 机械远端深入鼻腔的深度不超过两眦内侧连线

C. 复位后鼻腔内填塞时间不超过 48～72 h

D. 复位后鼻腔内填塞的目的是支撑和止血

E. 上述全是

3. 关于鼻骨骨折,哪几项不正确(　　)。

A. 多数仅累及鼻骨上部

B. 可伴有鼻中隔骨折

C. 可出现鼻中隔黏膜下血肿

D. 主要症状为局部疼痛、肿胀及畸形

E. 仅根据临床表现不可做判断

二、填空题

鼻骨骨折后,若有鼻部_____或_____,则需行鼻骨骨折复位术。复位应尽早进行,一般应在外伤后_____天内复位,复位器械远端伸入鼻腔的深度不应超过两侧_____连线,以免损伤_____,复位后鼻腔内需加填塞,目的是_____和_____,填塞时间不宜超过_____小时。

第6章　外鼻炎症性疾病

学习要求

掌握：鼻前庭炎、鼻疖的注意点。

熟悉：海绵窦血栓性静脉炎的临床表现及预防。

重点与难点

1. 鼻前庭炎指鼻前庭皮肤的急性或慢性弥漫性炎症。

2. 鼻疖是鼻前庭毛囊、皮脂腺或汗腺的局限性化脓性炎症，有时也可发生于鼻尖或鼻翼。

3. 注意点：鼻疖治疗方法主要为抗感染治疗，原则是严禁挤压，未成熟时忌行切开，控制感染，预防并发症。

4. 海绵窦血栓性静脉炎是鼻疖的最严重并发症，可危及生命。其临床表现为寒战、高热、头痛剧烈、患侧眼睑及结膜水肿、眼球突出固定、视乳头水肿甚至失明，严重者危及生命。另外，还可并发眶内、颅内感染。

复习题

一、单项选择题

有关鼻前庭炎治疗，哪项有误(　　)。

A. 病因治疗

B. 急性期湿热敷

C. 慢性结痂者去除痂皮和脓液

D. 皮肤皲裂可用 10％硝酸银烧灼

E. 局部涂擦 10％鱼石脂甘油,促进愈合

二、填空题

1. 鼻前庭炎是鼻前庭皮肤＿＿＿＿炎症,可分＿＿＿＿、＿＿＿＿两种。
2. 鼻疖最严重的并发症是＿＿＿＿。

三、简答题

1. 简述鼻疖的并发症。
2. 海绵窦血栓性静脉炎的临床表现。

第 7 章　鼻腔炎症性疾病

学习要求

掌握：慢性鼻炎分型、鉴别及诊治要点。

了解：鼻腔炎症的病因。

重点与难点

一、急性鼻炎

急性鼻炎是鼻黏膜的急性炎症疾病，由病毒感染引起，后期可合并细菌感染。病程大体可分为三期：前驱期、卡他期、恢复期。

二、慢性鼻炎

鼻腔黏膜或黏膜下的炎症持续数月以上，或炎症反复发作，间歇期内亦未恢复正常，且无明确的致病微生物感染，称慢性鼻炎。临床上可分为慢性单纯性鼻炎和慢性肥厚性鼻炎两种。

1. 临床表现及鉴别要点（表 1-7-1）

表 1-7-1　慢性单纯性鼻炎和慢性肥厚性鼻炎鉴别要点

症状与体征	慢性单纯性鼻炎	慢性肥厚性鼻炎
鼻塞	① 间歇性（冬季、夜间、静坐时明显，夏季、白天、运动时减轻或消失）；② 两侧交替性略多，黏液性	持续性
鼻涕	略多，黏液性	不多，黏液性或黏脓性，不易擤出
嗅觉减退	不明显	可有

续表

症状与体征	慢性单纯性鼻炎	慢性肥厚性鼻炎
闭塞性鼻音	无	有
头痛、头昏	可有	常有
咽干、咽痛	可有	常有
耳鸣、耳闭塞感	无	可有
前鼻孔镜所见	下鼻甲黏膜肿胀、表面光滑，暗红色	下鼻黏膜肥厚，暗红色，表面光滑或不增，或呈结节状、桑葚状或分叶状，鼻甲骨可肥大
下鼻甲探针触诊	柔软，有弹性，轻压时有凹陷，探针移去后立即恢复	有硬实感，轻压时无凹陷，或虽有凹陷，但不立即恢复
对 1%～2% 麻黄素的反应	黏膜收缩明显，下鼻甲缩小	黏膜不收缩或轻微收缩，下鼻甲大小无明显改变
治疗	非手术治疗	一般宜手术治疗

2. 治疗原则：根除病因，恢复鼻腔通气功能。

复习题

一、单项选择题

1. 某患者，男，40 岁，持续性鼻塞，检查见下鼻甲呈现桑葚样改变，触之不凹陷，最可能的诊断是（　　）。

　　A. 慢性单纯性鼻炎　　　　　　　　B. 慢性肥厚性鼻炎

　　C. 萎缩性鼻炎　　　　　　　　　　D. 变应性鼻炎

　　E. 干燥性鼻炎

2. 下列哪种药物不作为慢性肥厚性鼻炎的硬化剂（　　）。

　　A. 80%甘油　　　　　　　　　　　B. 5%石炭酸甘油

　　C. 50%葡萄糖液　　　　　　　　　D. 5%鱼肝油酸钠

　　E. 10%氯仿

3. 不属于萎缩性鼻炎治疗药物的是（　　）。

　　A. 维生素 A　　　　　　　　　　　B. 维生素 B_2

　　C. 烟酸　　　　　　　　　　　　　D. 硫酸低铁丸（右旋糖酐铁）

　　E. 异烟肼

二、填空题

临床上将慢性鼻炎分为_____和_____两种。

第8章　鼻黏膜高反应性疾病

学习要求

掌握：变应性鼻炎诊治要点。

熟悉：变应性鼻炎发病机制。

了解：变应性鼻炎的病因、变应原的寻找及脱敏疗法。

重点与难点

变应性鼻炎是发生在鼻黏膜的变态反应性疾病，鼻黏膜反应性增高是其主要特点。临床上可分为常年性变应性鼻炎（过敏性鼻炎）和季节性变应性鼻炎（花粉症）两种。发病机制属 I 型变态反应。

1. 诊断：变应性鼻炎的诊断主要依据病史和变应原皮肤点刺试验或血清特异性 IgE 的测定等特异性检查。

2. 治疗

(1) 避免与过敏原接触。

(2) 局部或全身应用：H_1 受体拮抗剂、肥大细胞稳定剂、类固醇激素。

(3) 免疫疗法。

(4) 其他疗法：降低鼻黏膜敏感性、手术治疗。

(5) 中医中药治疗。

复习题

一、单项选择题

1. 变应性鼻炎，首选的检查是（　　）。

    A. 鼻分泌物特异性 IgE 抗体测定   B. 变应原皮肤试验

C. 病毒壳抗原-免疫球蛋白 A 抗体测定　　　D. 血浆中 P 物质测定

E. 血清补体测定

2. 变应性鼻炎发病机制属（　　　）。

A. Ⅰ型变态反应　　　　　　　　　　B. Ⅱ型变态反应

C. Ⅲ型变态反应　　　　　　　　　　D. Ⅳ型变态反应

E. Ⅴ型变态反应

二、填空题

1. 变应性鼻炎分_____变应性鼻炎和_____变应性鼻炎两型。

2. 变应性鼻炎主要症状包括_____、_____和_____。

三、名词解释

花粉症

四、论述题

试述变应性鼻炎的临床表现。

第9章　鼻中隔疾病

学习要求

掌握：鼻中隔偏曲的症状及治疗方法。

重点与难点

鼻中隔偏曲是指鼻中隔向一侧或两侧偏曲或局部有突起，并引起鼻腔功能障碍或产生症状。

1. 临床表现：鼻塞和鼻出血为主要症状，并可有反射性头痛和邻近器官受累症状。
2. 治疗：鼻中隔偏曲并有相应症状者，适于手术治疗。手术可采用鼻中隔黏膜下切除术或鼻中隔-鼻成形术。

复习题

一、单项选择题

1. 鼻中隔偏曲的正常概念是指（　　）。
   A. 鼻中隔不完全垂直　　　　　　　　B. 鼻中隔偏曲并伴有相应症状
   C. 鼻中隔生理性偏曲　　　　　　　　D. 呈尖锥样突起
   E. 距状突
2. 不属于鼻中隔偏曲的临床表现是（　　）。
   A. 鼻塞　　　　　　　　　　　　　　B. 多嚏
   C. 鼻出血　　　　　　　　　　　　　D. 头痛
   E. 继发鼻窦炎
3. 鼻中隔偏曲的病因不包括（　　）。
   A. 外伤　　　　　　　　　　　　　　B. 先天性发育异常

C. 鼻腔肿瘤　　　　　　　　　　　　　D. 腺样体肥大

E. 儿童龋齿

二、填空题

1. 引起鼻中隔偏曲的主要原因是_____和_____,其次,肿瘤或异物压迫鼻中隔,儿童_____和_____限制了鼻中隔发育,也可发生本病。

2. 鼻中隔偏曲的主要临床表现包括_____、_____、_____和邻近器官受累症状。

3. 鼻中隔穿孔的主要症状是_____、_____。

第 10 章　鼻　出　血

学习要求

掌握：鼻出血的常见部位及常用的局部止血方法。

重点与难点

1. 鼻出血的常见部位：鼻腔前部出血，主要来自鼻中隔前下方的利特尔动脉丛或克氏静脉丛。鼻腔上部出血，常来自鼻中隔后上部，多为动脉性出血。鼻腔后部出血，多来自下鼻道后端的鼻-鼻咽静脉丛。鼻腔黏膜弥漫性出血，多为鼻黏膜广泛部位的微血管出血。

2. 常用的局部止血方法：局部药物止血、烧灼法、前鼻孔填塞、后鼻孔填塞、血管结扎、血管栓塞等。

复习题

单项选择题

1. 鼻出血部位大多在（　　　）。
   A. 鼻腔上壁　　　　　　　　　　　　B. 鼻腔下壁
   C. 鼻腔外壁　　　　　　　　　　　　D. 鼻腔顶壁
   E. 鼻中隔

2. 一般不会引起鼻出血的疾病是（　　　）。
   A. 萎缩性鼻炎　　　　　　　　　　　B. 鼻窦气压损伤
   C. 鼻前庭囊肿　　　　　　　　　　　D. 鼻中隔偏曲
   E. 内翻性乳头状瘤

3. 一般不会引起鼻出血的全身性疾病是（　　　）。
   A. 再生障碍性贫血　　　　　　　　　B. 充血性心力衰竭

  C. 慢性支气管炎   D. 传染性肝炎

  E. 纤维蛋白形成障碍

4. 下面哪一项不是鼻出血的局部原因(　　　)。

  A. 外伤   B. 炎症

  C. 肿瘤   D. 鼻中隔偏曲

  E. 过敏

5. 后鼻孔填塞术必须注意后鼻孔纱球固定的理由是(　　　)。

  A. 防止继发感染   B. 防止中耳炎

  C. 防止再出血   D. 缩短填塞时间

  E. 防止纱球下坠引起窒息

第 11 章 鼻窦炎症性疾病

学习要求

掌握：急性鼻窦炎临床表现及治疗原则，慢性鼻窦炎的诊治方法。

熟悉：上颌窦穿刺部位。

了解：鼻窦炎手术治疗的方法。

重点与难点

一、急性鼻窦炎

急性鼻窦炎是指鼻窦黏膜的急性炎症，临床分为：普通感冒/急性病毒性鼻窦炎、急性病毒后鼻窦炎、急性细菌性鼻窦炎。

1. 临床表现

（1）症状：①全身症状，如发热、畏寒等；②局部症状，如鼻塞、流涕、嗅觉障碍、局部疼痛及头痛、咽喉部症状等。

（2）体征：前鼻镜或鼻内镜检查下多表现为中下鼻甲黏膜充血肿胀、中鼻道变窄或有息肉样变。鼻道可见脓性分泌物。

（3）影像学检查：鼻窦 X 线、CT 及 MRI 扫描可显示窦腔大小、形态以及窦内黏膜不同程度增厚、窦腔密度增高、液平面等情况。

2. 治疗

（1）全身用药：抗生素、解热镇痛药、抗变态反应类药物、止痛药、减轻充血药物联合使用等。

（2）局部治疗：鼻用糖皮质激素、生理盐水冲洗、异丙托溴铵、鼻窦置换治疗、中医药治疗等。

二、慢性鼻-鼻窦炎

慢性鼻-鼻窦炎是指发生于鼻腔和鼻窦黏膜的慢性炎症,临床分为慢性鼻-鼻窦炎不伴鼻息肉、慢性鼻-鼻窦炎伴鼻息肉。

1. 临床表现

(1) 症状：①全身症状,如精神不振、倦怠、头昏、记忆力减退、注意力不集中等；②局部症状,如鼻塞、流脓涕、嗅觉障碍、局部疼痛及头痛、视觉障碍等。

(2) 体征：局部红肿与压痛；中甲、中道黏膜充血、肿胀,鼻道有黏脓涕或脓涕。

(3) 影像学检查：X线、CT、鼻腔内镜有助于明确诊断。

(4) 上颌窦穿刺冲洗有助于判断病变程度和制定治疗方案。

2. 治疗

(1) 全身用药：抗生素、黏液稀释及改善黏膜纤毛活性药、抗变态反应类药物等。

(2) 局部用药及治疗：减充血剂、局部糖皮质激素、生理盐水冲洗、鼻窦置换治疗等。

(3) 外科手术：慢性鼻窦炎药物治疗无效时,可采取手术治疗。

复习题

一、单项选择题

1. 有关急性鼻窦炎描述,哪项有误(　　　)。
   - A. 常为多组鼻窦感染
   - B. 全身症状突出
   - C. 头痛较重,有时间规律
   - D. 治疗以全身应用抗生素为主
   - E. 及时做上颌窦穿刺最有意义

2. 慢性化脓性上颌窦炎最主要的确诊依据是(　　　)。
   - A. 中鼻道积脓
   - B. 下午头痛加重
   - C. 上颌窦穿刺有脓性分泌物
   - D. X线摄片窦腔模糊
   - E. 鼻塞

3. 慢性化脓性全鼻窦炎的患者行负压置换疗法,要求患者仰卧、垫枕、头低垂位是为了(　　　)。
   - A. 使口、咽、喉与气管基本在一直线上
   - B. 使所有鼻窦的窦口均位于下方
   - C. 便于工作人员操作
   - D. 便于随时拍X线片
   - E. 减轻患者痛苦

4. 出生后最有可能感染的鼻窦是(　　　)。
   - A. 上颌窦及筛窦
   - B. 上颌窦及蝶窦
   - C. 上颌窦及额窦
   - D. 筛窦及蝶窦
   - E. 筛窦及额窦

5. 最易并发鼻源性球后视神经炎的是(　　　)。
   - A. 上颌窦炎
   - B. 额窦炎
   - C. 筛窦炎
   - D. 蝶窦炎

E. 前组鼻窦炎

6. 最易引起牙源性上颌窦炎的牙齿是（　　）。

A. 第 1、2 单尖牙　　　　　　　　B. 第 1、2 双尖牙

C. 第 2 双尖牙，第 1、2 磨牙　　　D. 切牙、侧切牙

E. 第 3 磨牙

7. 急性化脓性额窦炎头痛特点（　　）。

A. 晨起即有，逐渐加重，午后减轻，晚间消失

B. 晨起即有，逐渐加重，午后减轻，晚间加重

C. 晨起轻，午后加重

D. 晨起轻，午后加重，晚间消失

E. 晨起即有，逐渐减轻，午后消失

8. 某患者，女，35 岁，诊断为左上颌窦炎，平素健康，行左上颌窦穿刺时，突然出现强直、发绀、昏迷、惊厥，最可能的诊断是（　　）。

A. 癫痫发作　　　　　　　　　　　B. 脑出血

C. 空气栓塞　　　　　　　　　　　D. 心脏病发作

E. 虚脱

二、填空题

1. 急性化脓性鼻窦炎治疗原则为_____、_____、_____和_____。

2. 急性化脓性鼻窦炎的局部症状包括_____、_____、_____或_____。

3. 上颌窦穿刺冲洗若有脓应做_____和_____试验，以利进一步治疗。

4. 功能性内镜鼻窦手术原则为_____、_____、_____、_____。

三、简答题

简述儿童鼻窦炎根据病程的分类。

四、论述题

1. 试述鼻窦炎发生的解剖特点。

2. 简述急性鼻窦炎的分类、体征及头痛特点和治疗原则、方案。

第 12 章　鼻　息　肉

学习要求

掌握：鼻息肉的诊治方法。

了解：鼻息肉手术治疗的方法。

重点与难点

鼻息肉为一常见病、多发病，好发于筛窦、上颌窦。

1. 临床表现：息肉小时无症状。息肉大时可引起持续性鼻塞、嗅觉减退、闭塞性鼻音、睡眠时打鼾等症状；鼻息肉阻塞鼻窦引流引起鼻窦炎，导致头痛；阻塞咽鼓管咽口，可引起耳鸣和听力减退。

鼻腔检查可见有单个或多个表面光滑、色灰或淡红的荔枝肉状的半透明肿物，触之柔软、不痛，可移动，一般不易出血。

CT 检查可了解病变范围。

2. 治疗原则：手术切除为主，并处理鼻中隔偏曲等相关疾病，注重围术期的综合治疗，目前多主张行功能性鼻内镜手术，同时处理窦口鼻道复合体及蝶窦病变。

复习题

一、单项选择题

在病理上，鼻息肉的主要特点为哪种炎性细胞浸润（　　）。

A. 浆细胞

B. 中性粒细胞

C. 嗜酸性粒细胞

D. 嗜碱性粒细胞

E. 淋巴细胞

二、填空题

1. 鼻息肉的主要表现为_____。
2. 目前认为鼻息肉的主要病因为_____、_____。

三、论述题

试述鼻息肉的诊断要点及主要鉴别诊断。

第13章　鼻源性并发症

学习要求

了解：鼻窦炎常见并发症。

重点与难点

鼻窦炎并发症主要有眶内并发症及颅内并发症两大类。鼻窦炎的眶内并发症主要有眶内炎性水肿、眶壁骨膜下脓肿、眶内蜂窝织炎、眶内脓肿；颅内并发症主要有硬脑膜外脓肿、硬脑膜下脓肿、化脓性脑膜炎、脑脓肿和海绵窦血栓性静脉炎等。有时可有 2～3 种并发症同时发生，也可与眶内并发症同时发生。

复习题

一、填空题

球后视神经炎常由_____和_____炎症所致。

二、名词解释

眶尖综合征

三、简答题

1. 简述鼻窦炎眶内并发症的类型。
2. 简述鼻窦炎颅内并发症的类型。

第 14 章　鼻部特殊感染

掌握：常见的鼻真菌性疾病的诊断。

了解：鼻梅毒的诊治。

重点与难点

鼻真菌病是由真菌感染鼻部引起的疾病，可以分为侵袭型和非侵袭型。

1. 非侵袭型鼻真菌病的诊断

（1）症状：鼻塞、脓涕，有涕血、头痛、牙痛、面部麻木疼痛等。全身症状不显著。

（2）体征：鼻黏膜充血肿胀，有时可见鼻腔内霉菌团块。

（3）影像学检查：鼻窦 CT 显示病变窦腔模糊，不规则软组织影，其内散在高密度影，但无骨质破坏。

（4）组织病理学检查、真菌培养可明确诊断。

2. 治疗：以手术治疗为主。

复习题

一、单项选择题

1. 鼻真菌病最容易发生于（　　）。

A. 前组筛窦 　　　　　　　　　　B. 上颌窦

C. 额窦 　　　　　　　　　　　　D. 蝶窦

E. 后组筛窦

2. 关于鼻真菌病以下叙述正确的是（　　）。

A. 本病多发生于鼻腔 　　　　　　B. 双侧发病多于单侧

    C. 男性多于女性　　　　　　　　　　　D. 侵袭型常见

    E. 可出现鼻涕带血症状

二、多项选择题

非侵袭型鼻真菌病的 CT 影像为（　　）。

A. 病变窦腔模糊　　　　　　　　　　　B. 不规则软组织影

C. 其内散在高密度影　　　　　　　　　D. 无骨质破坏

E. 骨质破坏

三、填空题

1. 鼻真菌病根据侵袭性可以分为_____、_____两种类型。

2. 鼻梅毒早期病理改变为 _____ 及血管周围炎，晚期梅毒病理改变主要是_____。

第15章 鼻 囊 肿

掌握：鼻前庭囊肿的诊治。

了解：鼻窦黏液囊肿的诊断。

重点与难点

鼻前庭囊肿系指位于鼻前庭底部皮肤下、上颌骨牙槽突浅面软组织内的囊性肿块。

1. 临床表现：囊肿早期多无症状。中后期，一侧鼻翼附着处、鼻前庭或梨状孔前外方隆起，穿刺可见囊液。

2. 治疗：手术切除。

复习题

一、填空题

鼻窦黏液囊肿多发生于_____。

二、名词解释

鼻前庭囊肿

第16章　鼻部肿瘤

学习要求

熟悉：鼻内翻性乳头状瘤临床表现。

了解：上颌窦癌的常见症状。

重点与难点

鼻乳头状瘤为鼻部最常见的良性肿瘤，起病可能与病毒感染有关，肿瘤分硬性和软性两种。

1. 临床表现

（1）症状：单侧鼻塞，流血性黏脓涕，反复鼻出血，可伴有嗅觉减退及头痛。随肿瘤的生长和累及部位的扩大，可出现相应的症状和体征。

（2）检查：鼻腔内暗红色或灰白色新生物，表面乳头状、息肉样，触之易出血。CT可见鼻腔、鼻窦密度增高影及骨质破坏。诊断需靠病理切片检查。

2. 治疗：首选手术治疗，部分患者需要辅以放疗。

复习题

一、单项选择题

内翻性乳头状瘤可能与以下哪种病毒感染有关（　　）。

A. HIV
B. HBV
C. HCV
D. HPV
E. HZ

二、多项选择题

鼻部常见的良性肿瘤为（　　　）。

A. 内翻性乳头状瘤
B. 淋巴肉瘤
C. 平滑肌肉瘤
D. 骨瘤
E. 血管瘤

三、填空题

鼻腔恶性肿瘤最常见的病理类型为_____。

四、名词解释

鼻内翻性乳头状瘤

第 17 章　鼻内镜外科技术

学习要求

熟悉：鼻内镜的检查方法及手术并发症。

了解：鼻内镜的手术方法。

重点与难点

鼻内镜手术并发症的种类分为眶眼并发症、鼻内并发症、颅内并发症。

1. 眶眼并发症：如眶周青紫肿胀、眶内血肿或气肿、眶内感染、内直肌或上斜肌损伤所致眼球运动障碍、鼻泪管损伤、视神经损伤（包括缺血性损伤、直接或间接损伤）所致视力障碍、复视或视野缺损。

2. 鼻内并发症：鼻出血、术腔粘连闭塞、鼻中隔穿孔及窦口闭锁。

3. 颅内并发症：脑脊液鼻漏、脑膜炎、脑脓肿、颅内气肿、颅内血肿、颈内动脉或海绵窦损伤大出血。

复习题

一、填空题

钩突与筛泡之间的区域称为_____,中鼻甲的附着处称为_____。

二、名词解释

鼻内镜手术

三、简答题

简述鼻内镜手术的并发症。

第 2 篇

咽 科 学

第 1 章　咽的临床解剖学

学习要求

掌握：咽鼓管咽口、咽隐窝、会厌谷、梨状窝的解剖部位,咽淋巴内环的组成。

了解：咽腔狭窄的因素、咽部的筋膜间隙。

重点与难点

一、咽的应用解剖学

咽上起颅底,下达第 6 颈椎平面,是呼吸和消化的共同通道。咽前面通鼻腔、口腔和喉,后壁与椎前筋膜相邻,下端相当于环状软骨下缘与食管口相连。

1. 咽分为鼻咽、口咽和喉咽三部分

(1) 鼻咽:可分为六个壁,即前、后、顶、左右两侧和底壁。圆枕后上方有一凹陷区,称咽隐窝,是鼻咽癌的好发部位,该部位接近颅底之破裂孔,鼻咽恶性肿瘤常沿此途径侵入颅内。顶部与后壁移行处黏膜内有丰富的淋巴组织集聚,称腺样体。

(2) 口咽:口咽介于软腭游离缘与会厌上缘平面之间,是口腔向后方的延续。上方的悬雍垂和软腭游离缘、下方舌背、两侧腭舌弓和腭咽弓所围成的环形狭窄部分称为咽峡。

(3) 喉咽:上起会厌软骨上缘,下至环状软骨下缘平面接食管入口。在会厌前方,舌会厌外侧襞和舌会厌正中襞之间,左右各有两个浅凹称会厌谷,异物易嵌顿停留于此处。在喉入口两侧各有两个较深的隐窝名为梨状窝,梨状窝下端为食管入口。

2. 咽壁的构造。咽壁从内到外有 4 层,即黏膜层、纤维层、肌肉层和外膜层,咽的肌肉按其功能的不同,分为 3 组:咽缩肌组、咽提肌组、腭帆肌组。

3. 筋膜间隙。咽部众多的间隙中较重要的有咽后隙及咽旁隙,咽部感染常波及咽部间隙。

4. 咽的淋巴组织。咽部的淋巴组织分为内环及外环,其中内环由腭扁桃体、腺样体、舌扁桃体、咽侧索以及咽后壁淋巴滤泡等构成。

（1）腭扁桃体：为咽淋巴组织中最大者。上下均有黏膜皱襞连接，上端由腭舌弓和腭咽弓相交形成半月襞，下端由腭舌弓延伸覆盖扁桃体前下部形成三角襞。扁桃体的血供来自颈外动脉的分支，分别是：腭降动脉，腭升动脉、面动脉的扁桃体支、咽升动脉扁桃体支和舌背动脉。

（2）腺样体：腺样体出生后即存在，6～7岁时最大，10岁以后逐渐萎缩。

复习题

一、单项选择题

1. 司鼻咽上部的感觉神经是（　　　）。

A. 舌咽神经咽支　　　　　　　　　　B. 三叉神经

C. 迷走神经咽支　　　　　　　　　　D. 交感神经

E. 上述都不是

2. 咽隐窝位于（　　　）。

A. 下鼻甲后方　　　　　　　　　　　B. 中鼻甲后方

C. 会厌两侧　　　　　　　　　　　　D. 会厌前方

E. 咽鼓管圆枕后上方

3. 咽壁纤维层在咽后壁中线部分特别坚韧形成（　　　）。

A. 咽后隙　　　　　　　　　　　　　B. 咽旁隙

C. 咽缝　　　　　　　　　　　　　　D. 咽囊

E. 咽中缩肌

4. 咽淋巴内环中最大的淋巴组织是（　　　）。

A. 舌扁桃体　　　　　　　　　　　　B. 腭扁桃体

C. 咽鼓管扁桃体　　　　　　　　　　D. 咽侧索

E. 腺样体

二、多项选择题

1. 咽提肌组包括以下哪几对肌肉（　　　）。

A. 茎突咽肌　　　　　　　　　　　　B. 腭咽肌

C. 悬雍垂肌　　　　　　　　　　　　D. 咽鼓管咽肌

E. 腭帆提肌

2. 咽丛神经组成不包括（　　　）。

A. 三叉神经　　　　　　　　　　　　B. 迷走神经

C. 舌咽神经　　　　　　　　　　　　D. 交感神经

E. 面神经

3. 咽旁隙内通过的神经血管有（　　　）。

A. 上颌动脉和上颌静脉　　　　　　　B. Ⅶ、Ⅷ脑神经

C. Ⅸ、Ⅹ脑神经　　　　　　　　　　D. Ⅺ、Ⅻ脑神经

E. 颈内动脉和颈内静脉

4. 咽后隙淋巴引流的主要部位是（   ）。

A. 扁桃体

B. 鼻腔后部

C. 咽鼓管及鼓室

D. 鼻咽

E. 喉

三、填空题

1. 自软腭游离缘平面及会厌上缘平面向后作两条延长线将咽自上而下分为_____、_____、_____三个部分。

2. 在喉入口两侧各有两个较深的隐窝名为_____。

3. 咽壁组织共分为 4 层,分为: _____、_____、_____、_____。

4. 咽的肌肉按其功能共分三组,分别为: _____、_____、_____。

5. 扁桃体的血供来自_____,其分支分别是_____、_____、_____、_____、_____。

四、名词解释

1. 咽侧索

2. 咽峡

3. 扁桃体周围隙

4. 腺样体

5. 咽囊

6. 环后隙

7. 咽后隙

五、简答题

试述咽淋巴内环的组成。

第2章 咽的生理学

学习要求

熟悉：咽的生理功能。

重点与难点

咽为消化和呼吸的共同通道,具有呼吸功能、吞咽功能、语言功能、防御和保护功能、调节中耳气压功能和免疫功能。扁桃体是咽部最主要的免疫器官。

复习题

填空题

1. 咽的生理功能包括_____、_____、_____、_____、_____、_____。

2. 扁桃体具有免疫功能,它含有各个发育阶段的_____,产生各种_____。

3. 吞咽反射活动表现为了_____上举,_____关闭,咽缩肌收缩压迫食物团向下移动。

第3章　咽的检查法

掌握：咽部检查法，认识其正常标志；间接鼻咽镜检查法及鼻咽部的正常结构，特别注意咽隐窝的位置。

重点与难点

1. 口咽部检查：观察咽部的形态变化，活动情况，黏膜色泽，湿润程度，注意有无充血、肿胀、溃疡、假膜、干痂、异物、包块等。同时检查腭咽弓、腭舌弓和扁桃体，注意扁桃体隐窝口有无脓栓、分泌物及有无肿瘤存在。嘱患者发"啊"音，可观察软腭的活动度。

2. 鼻咽部检查：间接鼻咽镜检查为基本检查方法。观察鼻咽各壁、软腭背面、鼻中隔后缘、后鼻孔、咽鼓管咽口、咽鼓管圆枕、咽隐窝及腺样体，特别注意咽隐窝有无新生物。

3. 喉咽部检查：间接喉镜检查为基本检查方法。检查舌根、会厌谷、会厌舌面、喉咽后壁、侧壁及双侧梨状窝。

复习题

填空题

鼻咽部的常规检查使用＿＿＿＿＿镜，喉咽部的常规检查使用＿＿＿＿＿镜。

第4章 咽 炎

掌握：急、慢性咽炎的诊断及治疗方法。

重点与难点

一、急性咽炎

急性咽炎是咽黏膜、黏膜下组织和淋巴组织的急性炎症。

1. 病因

（1）病毒感染，以柯萨奇病毒、腺病毒、副流感病毒最多见。

（2）细菌感染，以链球菌、葡萄球菌和肺炎双球菌为主。A组乙型链球菌感染可引起急性脓毒性咽炎。

（3）环境因素。

2. 临床表现

（1）症状：一般起病较急，初起有咽部干燥、灼热、咽痛，咽痛特点为吞咽时尤重，并可放射至耳部及颈部。全身症状一般较轻。

（2）体征：口咽部黏膜呈急性弥漫性充血、色鲜红。腭弓、软腭、悬雍垂充血水肿，咽后壁淋巴滤泡肿大，中央表面可见黄白色点状渗出物。

（3）实验室检查：病毒感染者，血液学检查主要以淋巴细胞增高为主；细菌感染者，白细胞总数可增高，并有中性粒细胞增高。

3. 治疗

（1）症状较轻者可选用局部治疗。

（2）症状较重者，除局部治疗外，可应用抗病毒药、抗生素，抗生素多首选青霉素。

二、慢性咽炎

慢性咽炎分为慢性单纯性和慢性肥厚性两种病理类型。

1. 临床表现：主要为咽部不适感，如异物感、干燥、发痒、灼热、微痛等。依据临床表现可明确诊断，但需排除鼻、咽、喉、食管、颈部的隐匿病变。

2. 治疗

（1）去除病因，增强体质。

（2）中医中药，宜滋阴降火。

（3）局部治疗：①含漱液或含化片减轻症状；②咽部淋巴滤泡烧灼，也可用冷冻或激光治疗。

复习题

一、单项选择题

1. 某患者，女性，40 岁，咽痛发热伴头痛 2 天，体温 38℃，查见口咽黏膜急性充血，腭弓、悬雍垂水肿、咽后壁淋巴滤泡红肿，颌下淋巴结肿大、轻压痛，根据临床表现初步诊断为（　　）。

    A. 急性扁桃体炎　　　　　　　　　　B. 急性咽炎

    C. 急性会厌炎　　　　　　　　　　　D. 急性喉炎

    E. 樊尚咽峡炎

2. 急性咽炎应与急性传染病前驱期相鉴别，涉及的病种不包括（　　）。

    A. 麻疹　　　　　　　　　　　　　　B. 猩红热

    C. 传染性单核细胞增多症　　　　　　D. 百日咳

    E. 流感

3. 引起急性脓毒性咽炎的致病微生物是（　　）。

    A. 柯萨奇病毒　　　　　　　　　　　B. A 组乙型溶血性链球菌

    C. 金黄色葡萄球菌　　　　　　　　　D. 铜绿假单胞菌

    E. 肺炎双球菌

4. 慢性咽炎叙述正确的是（　　）。

    A. 急性咽炎反复发作，转为慢性　　　B. 常伴有消化不良症状

    C. 间歇性低热　　　　　　　　　　　D. 易转变为咽部恶性肿瘤

    E. 以上都不是

5. 以下哪种局部表现支持慢性咽炎的诊断（　　）。

    A. 咽黏膜有溃疡　　　　　　　　　　B. 咽后壁淋巴滤泡增生呈粒状或块状

    C. 咽后壁有角化物　　　　　　　　　D. 腭舌弓上有新生物

    E. 咽后壁淋巴滤泡中央有黄白色点状渗出物

6. 慢性肥厚性咽炎淋巴滤泡处理错误的是（　　）。

    A. 手术切除　　　　　　　　　　　　B. 冷冻

    C. 硝酸银烧灼　　　　　　　　　　　D. 电灼

E. 激光治疗

二、多项选择题

1. 急性咽炎的致病因素包括(　　　)。
    A. 病毒感染　　　　　　　　　　　B. 细菌感染
    C. 物理化学感染　　　　　　　　　D. 变态反应
    E. 以上都是
2. 引起急性咽炎最常见的病毒为(　　　)。
    A. 柯萨奇病毒　　　　　　　　　　B. 腺病毒
    C. 副流感病毒　　　　　　　　　　D. 鼻病毒
    E. 流感病毒
3. 急性咽炎的主要致病细菌包括(　　　)。
    A. 链球菌　　　　　　　　　　　　B. 结核杆菌
    C. 葡萄球菌　　　　　　　　　　　D. 肺炎双球菌
    E. 以上都是
4. 慢性咽炎的病理分型包括(　　　)。
    A. 单纯性　　　　　　　　　　　　B. 肥厚性
    C. 化脓性　　　　　　　　　　　　D. 萎缩性
    E. 变应性
5. 慢性肥厚性咽炎局部可见(　　　)。
    A. 咽后壁淋巴滤泡增生呈粒状或片状　　B. 咽侧索充血肥厚
    C. 扁桃体肥大　　　　　　　　　　D. 咽黏膜弥漫充血增厚
    E. 以上都是

三、填空题

1. 急性咽炎是_____、_____、_____的急性炎症。
2. 急性脓毒性咽炎经血循环感染可能并发_____、_____、_____等全身并发症。
3. 治疗全身症状较重的急性咽炎患者,首选的抗菌药物为_____。
4. 慢性咽炎为_____、_____、_____的弥漫性慢性炎症。
5. 慢性变应性咽炎是以_____、_____浸润为主要特征的变态反应性炎症。

四、论述题

1. 试述急性咽炎的临床表现。
2. 简述慢性咽炎的临床表现及治疗方法。

第5章 扁 桃 体 炎

学习要求

掌握：急、慢性扁桃体炎的诊断及治疗方法，扁桃体手术适应证和禁忌证。

重点与难点

一、急性扁桃体炎

急性扁桃体炎为腭扁桃体的急性非特异性炎症，常伴有急性咽炎，多发于儿童及青少年，依其病理变化分为急性卡他性、急性滤泡性、急性隐窝性三类。

1. 病因：主要致病菌为乙型溶血性链球菌，葡萄球菌、肺炎双球菌。

2. 临床表现：扁桃体炎的症状大致相似，其中急性卡他性扁桃体炎的全身症状及局部症状均较轻。

（1）症状：①全身症状：畏寒、高热、头痛、食欲下降、乏力、全身不适、便秘等。②局部症状：剧烈咽痛，吞咽尤甚，常放射至耳部。

（2）体征：急性病容，咽部黏膜呈弥漫性充血，以扁桃体及两腭弓最为明显，扁桃体表面可见黄白色脓点。

（3）实验室检查：血常规检查常提示白细胞总数增加，中性粒细胞比例亦升高。

3. 并发症

（1）局部并发症：最常见者为扁桃体周脓肿。

（2）全身并发症：风湿热、急性关节炎、心肌炎及急性肾炎等。

4. 治疗

（1）一般疗法。

（2）抗菌药物应用：首选青霉素。

（3）局部治疗：含漱液或含化片。

（4）中医中药治疗：清热消肿解毒。

（5）反复发作者可考虑手术治疗。

二、慢性扁桃体炎

慢性扁桃体炎多由急性扁桃体炎治疗不彻底,反复发作,扁桃体隐窝内细菌、病毒滋生感染而演变为慢性炎症。病理上分为增生型、纤维型、隐窝型。

1. 临床表现

（1）局部症状：反复急性炎症发作史是其主要特点。

（2）全身症状多不典型。

2. 鉴别诊断：需要与扁桃体生理性肥大、扁桃体角化症、扁桃体肿瘤鉴别。

3. 治疗

（1）非手术治疗：抗菌药物、免疫疗法。

（2）手术治疗。

三、扁桃体切除术适应证

1. 慢性扁桃体炎反复急性发作或曾并发过扁桃体周脓肿。

2. 扁桃体过度肥大,引起吞咽、呼吸及发声功能障碍。

3. 病灶扁桃体,已成为引起其他器官病变的病灶,或与邻近器官的病变有关联。

4. 白喉带菌或扁桃体角化症者,经保守治疗无效时。

5. 各种扁桃体良性肿瘤,可连同扁桃体一并切除;对恶性肿瘤则应慎重。

6. 不明原因的长期低热,而同时扁桃体存在慢性炎症者。

7. 作为经口行茎突截短术的前驱手术。

四、扁桃体切除术禁忌证

1. 急性炎症期一般不施行手术,宜在炎症消退2～3周后手术。但扁桃体周脓肿时可行扁桃体切除手术,且手术变得容易。

2. 造血系统疾病及有凝血机制障碍者,一般不宜手术。

3. 严重的心、肺、肝、肾疾病,病情未控制时不宜手术。

4. 在脊髓灰质炎及流感等呼吸道传染病流行季节或流行地区;其他急性传染病流行时,或患有上呼吸道感染疾病期间,不宜手术。

5. 妇女月经期前和月经期、妊娠期,不宜手术。

6. 患者家族中免疫球蛋白缺乏或自身免疫病的发病率高,白细胞计数特别低者,不宜手术。

复习题

一、单项选择题

1. 急性扁桃体炎的主要致病菌为（　　　）。

　　A. 乙型溶血性链球菌　　　　　　　　B. 肺炎链球菌

　　C. 流感杆菌　　　　　　　　　　　　D. 结核杆菌

E. 葡萄球菌

2. 急性扁桃体炎假膜描述正确的是（　　　）。
   A. 超出扁桃体范围,不易擦去,强剥易出血
   B. 不超出扁桃体范围,易擦去,不易出血
   C. 超出扁桃体范围,易擦去,不易出血
   D. 超出扁桃体范围,易擦去,易出血
   E. 不超出扁桃体范围,易擦去,下面有溃疡

3. 急性扁桃体炎最常见的局部并发症是（　　　）。
   A. 急性淋巴结炎　　　　　　　　B. 咽后脓肿
   C. 扁桃体周脓肿　　　　　　　　D. 冠周脓肿
   E. 咽旁脓肿

4. 治疗急性扁桃体炎的首选抗菌药物为（　　　）。
   A. 青霉素　　　　　　　　　　　B. 红霉素
   C. 螺旋霉素　　　　　　　　　　D. 卡那霉素
   E. 庆大霉素

5. 扁桃体表面假膜描述正确的是（　　　）。
   A. 单核细胞增多症性咽峡炎假膜不易擦去,强剥易出血
   B. 白喉假膜延伸到扁桃体以外,不易擦去,强剥易出血
   C. 樊尚咽峡炎假膜擦去后下面无溃疡
   D. 粒细胞缺乏症性咽峡炎假膜擦去后下面无溃疡坏死
   E. 急性扁桃体炎表面假膜易擦去,下面有溃疡

6. 慢性扁桃体炎临床表现主要特征是（　　　）。
   A. 扁桃体隐窝口有角化物　　　　B. 急性炎症反复发作
   C. 咽痛,吞咽时明显　　　　　　D. 单侧扁桃体肥大
   E. 常有不明原因低热

7. 不符合慢性扁桃体炎病理改变的是（　　　）。
   A. 腺体淋巴组织与结缔组织增生
   B. 上皮细胞、渗出物、白细胞、细菌等混合成干酪样物
   C. 干酪样物向隐窝口排出
   D. 腺体淋巴组织和滤泡变性萎缩
   E. 淋巴组织异常增生

8. 以下哪种病情适合施行扁桃体切除术（　　　）。
   A. 高血压病,血压不稳定　　　　B. 急性扁桃体炎发作期
   C. 妇女月经期及经前期　　　　　D. 有造血系统疾病
   E. 扁桃体肥大,影响呼吸和吞咽功能

二、多项选择题

1. 急性扁桃体炎渗出物的组成包括（　　　）。
   A. 纤维蛋白　　　　　　　　　　B. 脱落上皮
   C. 淋巴细胞　　　　　　　　　　D. 脓细胞

  E. 细菌

 2. 急性扁桃体炎的假膜特点是(　　　)。

  A. 不超出扁桃体范围   B. 易擦去

  C. 擦去后不留出血创面   D. 擦去后有出血创面

  E. 假膜下有溃疡

 3. 急性扁桃体炎引起的全身并发症包括(　　　)。

  A. 传染性单核细胞增多症   B. 风湿热

  C. 急性关节炎   D. 心肌炎

  E. 急性肾炎

 4. 急性扁桃体炎引起的局部并发症包括(　　　)。

  A. 扁桃体周脓肿   B. 咽旁脓肿

  C. 急性中耳炎   D. 急性鼻窦炎

  E. 急性淋巴结炎

 5. 下列叙述中符合慢性扁桃体炎临床表现的是(　　　)。

  A. 急性扁桃体炎反复发作

  B. 扁桃体和腭舌弓呈慢性充血

  C. 隐窝口有时可见分泌物或干酪样物溢出

  D. 可伴有消化不良、头痛、乏力、低热等全身症状

  E. 一侧扁桃体迅速增大

 6. 慢性扁桃体炎的常见并发症包括(　　　)。

  A. 扁桃体周脓肿   B. 风湿性关节炎

  C. 风湿热   D. 心脏病

  E. 肾炎

 7. 扁桃体切除术适应证包括(　　　)。

  A. 重度扁桃体肥大   B. 慢性扁桃体炎反复发作

  C. 扁桃体良性肿瘤   D. 保守治疗有效的白喉带菌者

  E. 多次并发扁桃体周脓肿

 8. 扁桃体切除术禁忌证描述正确的是(　　　)。

  A. 扁桃体炎急性发作期   B. 造血系统疾病及有凝血功能障碍者

  C. 未经控制的高血压病患者   D. 长期原因不明低热

  E. 妇女月经期间或月经前期

三、填空题

 1. 急性扁桃体炎的病理分型为_____、_____、_____。

 2. 急性扁桃体炎的临床分型为_____、_____。

 3. 如欲行扁桃体切除术至少应在急性炎症消退_____后再施行手术。

 4. 慢性扁桃体炎多由急性扁桃体炎治疗不彻底,反复发作,扁桃体隐窝内_____、
_____滋生感染而演变为慢性炎症。

 5. 慢性扁桃体炎的主要病变在_____。

6. 慢性扁桃体炎的病理分型为_____、_____、_____。

7. 扁桃体切除的手术方法有_____、_____。

8. 扁桃体挤切术多应用于_____,宜在_____下进行。

9. 扁桃体切除术后禁食至少_____,_____可进半流质饮食。

10. 扁桃体切除术后创面伪膜的脱落时间多在_____。

四、论述题

1. 试述急性扁桃体炎的治疗方法。

2. 试将慢性扁桃体炎与扁桃体生理性肥大、扁桃体角化症、扁桃体肿瘤进行鉴别。

3. 扁桃体术后的主要并发症有哪几种?试述最严重的并发症的治疗方法。

第6章　腺样体疾病

熟悉：腺样体肥大的临床表现。

重点与难点

腺样体因炎症的反复刺激而发生病理性增生,称腺样体肥大。本病多见于儿童。

1. 临床表现

(1) 局部症状:①耳:并发渗出性中耳炎,导致听力减退和耳鸣。②鼻:并发鼻炎、鼻窦炎,可有闭塞性鼻音。③咽、喉和下呼吸道:可有阵咳,易并发气管炎。

(2) 全身症状:主要为慢性中毒及反射性神经症状。

(3) 体征:由于长期张口呼吸,上颌骨变长、腭骨高拱、牙列不齐、上切牙前突、唇厚、缺乏表情,即"腺样体面容"。

(4) 辅助检查:纤维鼻咽镜或鼻内镜检查为最常用的检查方法;X 线及 CT 扫描亦可辅助诊断。

2. 治疗:经一般治疗及药物治疗无效后,应尽早行腺样体切除术。

复习题

一、单项选择题

1. 关于急性腺样体炎,以下叙述错误的是(　　)。

　　A. 多见于儿童,成人患者少见

　　B. 鼻及鼻窦的炎症可导致急性腺样体炎

　　C. 不宜手术,应尽量保守治疗

　　D. 患儿常突发高热,体温可达 40℃

  E. 可导致分泌性中耳炎及化脓性中耳炎

2. 腺样体肥大描述正确的是( )。

  A. 可用鼻咽指诊法确诊   B. 常引起感音神经性聋

  C. 持续低热   D. 咽部异物感

  E. 多见于青少年

二、多项选择题

1. 腺样体肥大的并发症包括( )。

  A. 鼻窦炎   B. 分泌性中耳炎

  C. 化脓性中耳炎   D. 鼻炎

  E. 气管炎

2. 腺样体肥大的局部症状有( )。

  A. 鼻塞   B. 流涕

  C. 牙痛   D. 咳嗽

  E. 听力减退

3. 不宜行腺样体切除术的是( )。

  A. 腺样体及邻近器官急性炎症时   B. 造血系统疾病和凝血功能障碍

  C. 病情未控制的严重心脏、肺、肝、肾疾病   D. 并发渗出性中耳炎

  E. 上呼吸道感染期间

三、填空题

1. 目前检查腺样体最常用的方法是_____、_____。

2. 腺样体因炎症的反复刺激而发生病理性增生称为_____。

3. 儿童阻塞性睡眠呼吸暂停低通气综合征最常见的病因是_____。该综合征两大主要症状为_____、_____。

四、名词解释

腺样体面容

五、论述题

试述腺样体肥大的局部及全身症状。

第 7 章　咽部间隙脓肿

学习要求

掌握：扁桃体周脓肿的诊治。

熟悉：扁桃体周脓肿和咽后脓肿切开引流的注意事项。

重点与难点

扁桃体周脓肿为扁桃体周围隙内的化脓性炎症，是急性扁桃体炎最常见的并发症。根据脓肿部位分前上型和后上型，以前者多见。

1. 临床表现

（1）症状：多继发于急性扁桃体炎后，发热、咽痛加重，严重者高热、寒战，全身出现中毒症状。

（2）体征：早期可见一侧腭舌弓显著充血。若局部明显隆起，甚至张口有障碍，表示脓肿已形成。

（3）实验室检查：血白细胞及中性粒细胞计数增多。

（4）穿刺抽脓：咽痛逾 4～5 d；局部隆起明显及剧烈咽痛；隆起处穿刺有脓即可确诊。

2. 治疗

（1）脓肿形成前选用抗菌药物积极控制感染。

（2）脓肿形成后可穿刺抽脓、切开排脓。应注意穿刺及切开位置。

（3）脓肿期可施行扁桃体切除术。

复习题

一、单项选择题

1. 扁桃体周脓肿患者张口困难主要由于以下哪条肌肉受累（　　）。

　　A. 颊肌　　　　　　　　　　　　B. 翼外肌

C. 咽上缩肌　　　　　　　　　　　D. 咽下缩肌

E. 翼内肌

2. 扁桃体周脓肿最常见的并发症为(　　)。

A. 咽后壁脓肿　　　　　　　　　　B. 急性中耳炎

C. 急性淋巴结炎　　　　　　　　　D. 咽旁脓肿

E. 冠周脓肿

二、多项选择题

1. 扁桃体周脓肿的诊断依据为(　　)。

A. 急性扁桃体炎发作 $5\sim7$ d,症状加重

B. 患侧下颌部有波动感

C. 咽痛剧烈伴张口困难

D. 病侧软腭及悬雍垂红肿,向对侧偏斜

E. 局部隆起处穿刺抽出脓液

2. 扁桃体周脓肿的类型为(　　)。

A. 后上型　　　　　　　　　　　　B. 后下型

C. 前上型　　　　　　　　　　　　D. 前下型

E. 以上都是

3. 关于咽后脓肿叙述正确的是(　　)。

A. 急性咽后脓肿一经确诊,须行切开排脓

B. 结核性咽后脓肿可行脓肿切开

C. 咽后脓肿切开排脓,患者可采用坐位或平卧位

D. 咽后脓肿切开时,患者有发生窒息的危险,应做好相应预防措施

E. 幼儿咽后脓肿切开时,可不行麻醉

三、填空题

1. 扁桃体周脓肿为_____的化脓性炎症。早期发生_____,继之形成脓肿。

2. 扁桃体周脓肿多继发于_____、_____,常见致病菌多为_____、_____。

3. 对扁桃体周脓肿前上型者,在_____切开排脓,或从_____作一假想水平线,从_____作一假想垂直线,二线交点稍外即为适宜的切口处。对后上型者,则在_____处排脓。

4. 咽后脓肿分为两型,_____多见于幼儿,为_____,_____多见于成人,多由_____引起。

5. 咽旁脓肿切开,多采用_____,切口以_____为中心,位于_____前缘。

四、论述题

试述扁桃体周脓肿的治疗方法及其注意事项。

第8章 咽部神经性疾病和感觉异常

学习要求

熟悉：咽异感症的诊断。

了解：软腭瘫痪的机制及临床表现。

重点与难点

咽异感症是一种临床常见的症状,主要表现为咽部阻塞感、烧灼感、痒感、紧迫感等。吞咽饮食无碍。常常伴有焦虑、急躁和紧张等精神症状。必要时,行纤维喉镜、纤维食管镜或胃镜、食管吞钡透视、颈部及甲状腺B超等检查明确诊断。

复习题

一、单项选择题

1. 双侧软腭瘫痪的临床表现,错误的是(　　)。

    A. 开放性鼻音　　　　　　　　　　　　B. 吞咽时食物逆行入鼻腔

    C. 食物易误呛入气管　　　　　　　　　D. 不能做吸吮、吹哨动作

    E. 软腭松弛下垂

2. 男性患者,52岁,查体发现左侧软腭不能上提,左侧咽反射消失,伸舌偏左,左侧舌肌萎缩,右侧肢体瘫痪,右侧巴宾斯基征(Babinski)阳性。病变部位在(　　)。

    A. 右侧延髓　　　　　　　　　　　　　B. 左侧延髓

    C. 右侧脑桥　　　　　　　　　　　　　D. 左侧脑桥

    E. 左侧内囊

3. 双侧软腭瘫痪临床表现不包括(　　)。

    A. 开放性鼻音　　　　　　　　　　　　B. 吞咽时食物逆行入鼻腔

　　C. 闭塞性鼻音　　　　　　　　　　　　　D. 不能做吸吮、吹哨动作

　　E. 软腭松弛下垂

4. 破伤风最常引起咽部的病变是（　　　）。

　　A. 咽部感觉异常　　　　　　　　　　　　B. 咽部感觉减退

　　C. 咽肌强直性痉挛　　　　　　　　　　　D. 软腭瘫痪

　　E. 咽缩肌瘫痪

二、多项选择题

1. 以下关于软腭瘫痪说法正确的是（　　　）。

　　A. 单侧软腭瘫痪说话出现开放性鼻音　　　B. 一侧软腭瘫痪则悬雍垂偏向患侧

　　C. 双侧瘫痪，则软腭松弛下垂　　　　　　D. 软腭瘫痪患者食物易逆行入鼻腔

　　E. 双侧咽缩肌瘫痪者，可出现明显的呼吸困难

2. 可引起开放性鼻音的疾病是（　　　）。

　　A. 腭裂　　　　　　　　　　　　　　　　B. 软腭瘫痪

　　C. 慢性肥厚性鼻炎　　　　　　　　　　　D. 急性鼻炎

　　E. 鼻咽部疾病

3. 舌咽神经痛的特点为（　　　）。

　　A. 疼痛部位为一侧咽部及扁桃体区　　　　B. 发作时针刺样剧痛

　　C. 可放射到同侧舌和耳深部　　　　　　　D. 丁卡因表面麻醉咽部不能缓解

　　E. 吞咽运动可诱发

4. 以下哪些因素可导致咽异感症（　　　）。

　　A. 咽部疾病　　　　　　　　　　　　　　B. 咽邻近器官疾病

　　C. 远处器官疾病　　　　　　　　　　　　D. 精神因素

　　E. 全身因素

5. 舌咽神经痛需排除以下哪些疾病（　　　）。

　　A. 局部炎症　　　　　　　　　　　　　　B. 茎突过长

　　C. 咽喉结核　　　　　　　　　　　　　　D. 鼻咽和喉咽恶性肿瘤

　　E. 肺炎

三、填空题

1. 咽的运动障碍可分为_____、_____两种情况。

2. 软腭瘫痪中枢性病变常见于肿瘤、出血或血栓形成、炎性病变等原因引起的_____。周围性病变者则以_____多见。

3. 一侧软腭瘫痪则悬雍垂偏向_____；若双侧瘫痪，则软腭_____。如同时伴有咽缩肌瘫痪，则_____有食物或唾液潴留。

4. 咽肌痉挛有_____、_____两种类型。

5. 他觉性耳鸣为_____咽肌痉挛症状之一。

四、名词解释

1. 舌咽神经痛
2. 咽异感症

五、论述题

试述软腭瘫痪的病因及临床表现。

第9章　咽肿瘤

学习要求

掌握：鼻咽癌的各种症状及治疗原则。

熟悉：间接或直接鼻咽镜检查方法，鼻咽部 CT 和 EB 病毒壳抗原-IgA 抗体（VCA-IgA 抗体）对鼻咽癌诊断的意义。

了解：鼻咽癌的流行病学情况；鼻咽纤维血管瘤的诊治。

重点与难点

一、鼻咽癌

鼻咽癌绝大多数属低分化鳞癌。常发生于鼻咽顶后壁的顶部及咽隐窝。

1. 病因：本病的病因尚未明确，可能与遗传因素、病毒因素（主要是 EB 病毒）、环境因素等有关。

2. 临床表现：由于鼻咽位置隐蔽，鼻咽癌的早期症状复杂，故本病易被漏诊或误诊。

鼻咽癌的常见症状：①鼻部症状：回吸涕中带血或擤鼻涕中带血；瘤体不断增大可阻塞鼻孔，引起耳塞，始为单侧，继而双侧。②耳部症状：耳鸣、耳闭塞感及听力下降，鼓室积液，临床易误诊为分泌性中耳炎。③颈部淋巴结肿大：颈淋巴结转移者较常见，多以颈淋巴结肿大为首发症状。④脑神经症状：可出现头痛，面麻木，眼球外展受限，上睑下垂等脑神经受累症状或软腭麻痹、反呛、声嘶、伸舌偏斜等症状。⑤远处转移：晚期鼻咽癌可发生肺、肝、骨骼等处转移，出现相应症状。

3. 检查：可用间接鼻咽镜或纤维鼻咽镜进行检查。X 线颅底拍片有助于了解骨质有无破坏。CT 扫描可清晰显示鼻咽软组织及颅底骨质的变化，并可通过增强扫描提供鉴别诊断的信息，对鼻咽癌诊断有重要价值。活检取材有经鼻腔和经口腔两种方法，细胞学涂片检查可发现早期浸润病变，VCA-IgA 抗体测定为普查筛选本病及治疗后随访的重要手段。

4. 治疗：以放疗为主，根据病情可辅以综合治疗，有适应证的患者可考虑手术治疗。

二、鼻咽纤维血管瘤

鼻咽纤维血管瘤为鼻咽部最常见的良性肿瘤，其临床表现主要有鼻出血、鼻塞，根据侵犯部位而出现相应症状。治疗主要以手术治疗为主。

复习题

一、单项选择题

1. 某患者，女，17 岁，诊断为鼻咽纤维血管瘤，其病理表现为（　　）。
   A. 多为囊性，成单房或多房，囊壁光滑
   B. 肿瘤由复层鳞状上皮、细胞间桥和角质蛋白构成
   C. 胶原纤维及多核成纤维细胞组成网状基质，其间分布大量管壁薄且无弹性的血管
   D. 空泡细胞和黏液基质，瘤细胞被纤维组织分隔成小叶
   E. 属于低分化鳞癌

2. 鼻咽纤维血管瘤的致命危险是（　　）。
   A. 呼吸困难
   B. 吞咽障碍
   C. 局部压迫
   D. 破坏颅底骨质
   E. 大出血

3. 鼻咽癌的好发部位是（　　）。
   A. 咽鼓管圆枕
   B. 咽隐窝
   C. 鼻咽顶部
   D. 咽鼓管咽口
   E. 上述均不是

4. 鼻咽癌的病理类型最常见的是（　　）。
   A. 高分化鳞癌
   B. 腺癌
   C. 泡状核细胞癌
   D. 低分化鳞癌
   E. 髓样癌

5. 鼻咽癌颈深淋巴结转移首发于（　　）。
   A. 颌下淋巴结
   B. 颈深淋巴结上群
   C. 颈深淋巴结中群
   D. 颈深淋巴结下群
   E. 颏下淋巴结

6. 鼻咽癌颅内转移最常见途径是（　　）。
   A. 圆孔
   B. 颈动脉孔
   C. 破裂孔
   D. 卵圆孔
   E. 棘孔

7. 与鼻咽癌发生有密切关系的病毒是（　　）。
   A. MV
   B. PV
   C. HIV
   D. EBV
   E. HPV

二、多项选择题

1. 关于鼻咽纤维血管瘤,以下叙述正确的是(　　)。

　　A. 鼻咽纤维血管瘤为恶性肿瘤

　　B. 鼻咽纤维血管瘤可破坏邻近组织结构

　　C. 鼻咽纤维血管瘤可导致急性大出血,危及患者生命

　　D. 为明确诊断,对鼻咽纤维血管瘤疑似患者,应进行活检

　　E. 鼻咽纤维血管瘤不宜采用触诊

2. 鼻咽癌的主要检查手段包括(　　)。

　　A. CT 扫描　　　　　　　　　　　　B. VCA-IgA 检测

　　C. 活检　　　　　　　　　　　　　　D. 间接鼻咽镜检查

　　E. 鼻内镜检查

3. 鼻咽癌治疗描述有误的是(　　)。

　　A. 以手术为主　　　　　　　　　　　B. 以化疗为主

　　C. 以放射治疗为主　　　　　　　　　D. 有适应证者可考虑手术

　　E. 根据病情可辅以综合治疗

4. 鼻咽癌需与哪些疾病鉴别(　　)。

　　A. 鼻咽纤维血管瘤　　　　　　　　　B. 三叉神经痛

　　C. 非化脓性中耳炎　　　　　　　　　D. 霍奇金病

　　E. 颈淋巴结结核

5. 鼻咽癌颈淋巴结转移特点包括(　　)。

　　A. 首发部位为颈深淋巴结上群　　　　B. 早期即可出现

　　C. 颌下淋巴结为常见转移部位　　　　D. 一侧先出现

　　E. 质软,可活动

三、填空题

1. 鼻咽部最常见的良性肿瘤为_____。

2. 鼻咽纤维血管瘤主要的临床表现为_____、_____。

3. 鼻咽癌最常见的早期症状为_____。

4. 鼻咽癌的治疗方式首选_____。

5. 鼻咽癌患者如出现软腭麻痹、反呛、声嘶、伸舌偏斜等症状,则提示肿瘤侵犯_____、_____、_____、_____脑神经。

6. 扁桃体恶性肿瘤发生率最高的是_____。

7. 喉咽恶性肿瘤发生部位常见于_____。

四、论述题

试述鼻咽癌患者的主要临床表现。

第10章 咽部异物、咽部灼伤、咽部狭窄及闭锁

熟悉：咽部异物的治疗。

了解：咽部灼伤的治疗。

重点与难点

1. 咽部异物常见部位：异物大多存留在扁桃体窝内、舌根、会厌谷、梨状窝等处，偶见于鼻咽部。

2. 咽部灼伤：因强碱和强酸灼伤咽喉部立即就诊者，可予以化学中和疗法，如醋、橘子汁、柠檬汁、牛奶或蛋清中和碱剂；镁乳、氢氧化铝凝胶、牛奶等中和酸剂。忌用碳酸氢钠（苏打）。

复习题

一、单项选择题

治疗强酸灼伤咽部的患者，以下哪种中和剂不宜选用（   ）。

A. 镁乳
B. 氢氧化铝凝胶
C. 牛奶
D. 碳酸氢钠
E. 蛋清

二、多项选择题

1. 咽部异物的检查方法包括（   ）。

A. 口咽视诊　　　　　　　　　　B. 鼻咽镜检查
C. 间接喉镜检查　　　　　　　　D. 纤维喉镜
E. X线摄片

2. 患者张某,男,25岁,因强碱液灼伤咽喉部30 min就诊,此时可予以化学中和剂包括(　　　)。
A. 醋　　　　　　　　　　　　　B. 柠檬汁
C. 牛奶　　　　　　　　　　　　D. 碳酸氢钠
E. 蛋清

3. 以下哪些疾病可引起咽部狭窄(　　　)。
A. 结核　　　　　　　　　　　　B. 梅毒
C. 硬结病　　　　　　　　　　　D. 急性咽炎
E. 麻风病

三、填空题

1. 咽部灼伤的常见致病因素包括_____、_____。

2. 食管化学灼伤后,食管黏膜最薄弱的时期是_____,食管瘢痕形成多发生于_____。

3. 咽部狭窄和闭锁的病因包括_____、_____、_____。

4. 鼻咽狭窄患者发音鼻音明显,其性质为_____。

四、论述题

试述食管灼伤的分度及具体病理表现。

第11章　阻塞性睡眠呼吸暂停低通气综合征

学习要求

掌握：阻塞性睡眠呼吸暂停低通气综合征的诊断方法及治疗原则。

熟悉：多导睡眠监测的临床意义。

了解：阻塞性睡眠呼吸暂停低通气综合征的主要并发症。

重点与难点

阻塞性睡眠呼吸暂停低通气综合征（obstructive sleep apnea hypopnea syndrome，OSAHS）指睡眠时上呼吸道阻塞所致的综合征，多导睡眠呼吸监测睡眠呼吸紊乱指数（apnea hypopnea index，AHI）≥5，或每夜 7h 睡眠中有 30 次以上呼吸暂停和低通气。

1. 病因

（1）解剖学因素：由于鼻、咽、喉、舌、舌骨、颌骨等因素造成的上气道狭窄和阻塞。

（2）某些全身因素及疾病，如肥胖、内分泌紊乱等。

（3）上气道扩张肌肌张力异常。

（4）呼吸中枢调节功能异常。

2. 临床表现

（1）日间临床表现：如嗜睡、头晕乏力、精神行为异常等。

（2）夜间临床表现：打鼾、呼吸暂停、憋醒。

3. 检查：多导睡眠监测为诊断该病的金标准。

4. 治疗

（1）一般治疗。

（2）非手术治疗：持续正压通气、佩戴口腔矫治器。

（3）手术治疗：针对造成狭窄阻塞部位制定手术方案，多部位阻塞可实施多层面手术。

复习题

一、单项选择题

1. 睡眠呼吸暂停是指睡眠中每次呼吸暂停的时间超过（　　）。
   A. 5 s
   B. 6 s
   C. 7 s
   D. 9 s
   E. 10s

2. 多导睡眠呼吸监测用于诊断 OSAHS，其诊断标准为呼吸暂停低通气指数（　　）。
   A. ≥25 次
   B. ≥20 次
   C. ≥15 次
   D. ≥10 次
   E. ≥5 次

3. 悬雍垂腭咽成形术（Uvulopalatopharyngoplasty，UPPP）为治疗 OSAHS 的主要手术方式，其目的在于（　　）。
   A. 增加血氧饱和度，减轻心室负担
   B. 减少呼吸道气流振动及分泌物的产生
   C. 有利于吞咽活动
   D. 增加软腭、扁桃体窝和咽后壁间的空间
   E. 以上都不是

二、多项选择题

1. 目前认为 OSAHS 的病因包括（　　）。
   A. 上气道狭窄
   B. 上气道扩张肌肌张力异常
   C. 呼吸中枢调节功能异常
   D. 甲状腺功能低下、糖尿病等代谢性疾病
   E. 慢性阻塞性肺病

2. 以下属于 OSAHS 严重并发症的是（　　）。
   A. 高血压
   B. 神经衰弱
   C. 肺衰竭
   D. 心律失常
   E. 心力衰竭

3. OSAHS 的手术治疗方法有（　　）。
   A. 腺样体切除术
   B. 悬雍垂腭咽成形术
   C. 软腭消融术
   D. 舌骨悬吊术
   E. 气管切开术

4. OSAHS 的治疗方法有（　　）。
   A. 减肥
   B. 调整睡姿
   C. 手术
   D. 持续正压通气
   E. 佩戴口腔矫治器

三、填空题

1. 睡眠呼吸暂停可分为_____、_____、_____三种类型。

2. 低通气是指睡眠过程中口鼻气流较基线水平降低_____,并伴有动脉血氧饱和度（SaO₂）下降_____,持续时间_____；或者是口鼻气流较基线水平降低_____,并伴 SaO₂ 下降_____或微觉醒,持续时间_____。

3. 目前研究表明,引起 OSAHS 患者夜尿增多的主要原因是_____分泌增多。

4. 多数 OSAHS 患者就诊的主要症状是_____。

5. 临床上可根据有无_____,判断呼吸暂停的性质。

6. 目前明确 OSAHS 上气道阻塞部位最为准确的方法是_____。

四、名词解释

1. 阻塞性睡眠呼吸暂停低通气综合征
2. 呼吸暂停低通气指数

五、论述题

试述 OSAHS 的诊断依据。

第 3 篇

喉 科 学

第1章 喉的临床解剖学

学习要求

掌握：喉部软骨支架、喉内肌的起止点、功能、神经支配，喉的分区。

熟悉：喉返神经的解剖，小儿喉部的解剖特点。

了解：喉的淋巴回流。

重点与难点

喉位于颈前正中，上通喉咽，下接气管。喉上端为会厌上缘，下端为环状软骨下缘。

一、喉的软骨

喉的软骨由会厌软骨、甲状软骨、环状软骨、杓状软骨、小角软骨和楔状软骨构成，前三个为单一软骨，后三个是成对软骨。

二、喉的肌肉

喉的肌肉分为喉外肌及喉内肌两组。喉外肌以舌骨为界可分为舌骨上肌群和舌骨下肌群。上肌群包括二腹肌、茎突舌骨肌、下颌舌骨肌和颏舌骨肌；下肌群包括胸骨舌骨肌、胸骨甲状肌、甲状舌骨肌和肩胛舌骨肌。喉内肌依其功能主要分为4组：①使声门张开（环杓后肌）；②使声门关闭（环杓侧肌和杓肌）；③使声带紧张和松弛（环甲肌和甲杓肌）；④使会厌活动的肌群（杓会厌肌和甲状会厌肌）。

三、喉腔

喉腔以声带为界，将喉腔分为声门上区、声门区和声门下区。

1. 声门上区位于声带上缘以上。主要结构有室带和喉室。

2. 声门区位于声带之间。声带张开时出现一个等腰三角形的裂隙称声门裂，简称声门,为喉最狭窄处,声门裂前端称前连合。

3. 声门下区为声带下缘以下环状软骨下缘以上的喉腔。幼儿期其黏膜下组织疏松炎症时易发生水肿,引起喉阻塞。

四、喉的神经、血管及淋巴

支配喉的神经有喉上神经和喉返神经,均为迷走神经的分支。

喉返神经在迷走神经入胸腔后分出,左右两侧路径不同。左侧绕主动脉弓之下,右侧在锁骨下动脉之前离开迷走神经。

喉的淋巴主要分成声门上和声门下两组。

(1) 声门上区的淋巴管丰富。

(2) 声带几乎无深层淋巴系统,只在声带游离缘有稀少纤细的淋巴管,故声带癌的转移率极低。

(3) 声门下区的淋巴管较少。

喉的血管来源有二:一为甲状腺上动脉(来自颈外动脉)的喉上动脉和环甲动脉(喉中动脉);一为甲状腺下动脉的喉下动脉。

复习题

一、单项选择题

1. 甲状软骨上缘正中有一"V"形凹陷,称为(　　)。
    A. 甲状软骨板　　　　　　　　　　B. 甲状软骨切迹
    C. 甲状软骨下角　　　　　　　　　D. 喉结
    E. 甲状软骨上角

2. 属于喉内肌功能的是(　　)。
    A. 使喉体上升　　　　　　　　　　B. 使喉体下降
    C. 使喉入口开放　　　　　　　　　D. 使喉体固定
    E. 上述都不是

3. 具有开大声门功能的喉内肌是(　　)。
    A. 环杓侧肌　　　　　　　　　　　B. 杓肌
    C. 环甲肌　　　　　　　　　　　　D. 环杓后肌
    E. 甲杓肌

4. 上呼吸道与下呼吸道的分界是(　　)。
    A. 以第一气管软骨为界　　　　　　B. 以气管隆突为界
    C. 以声门下缘为界　　　　　　　　D. 以环状软骨上缘为界
    E. 以环状软骨下缘为界

5. 正常的声门裂形态是(　　)。
    A. 圆形　　　　　　　　　　　　　B. 椭圆形
    C. 等腰三角形　　　　　　　　　　D. 直角三角形
    E. 方形

6. 喉上神经是哪支神经的分支(　　)。
　　A. 舌咽神经　　　　　　　　　　　B. 迷走神经
　　C. 交感神经　　　　　　　　　　　D. 舌下神经
　　E. 副神经

7. 声门上区的淋巴主要汇入(　　)。
　　A. 颈深淋巴结上群　　　　　　　　B. 颈深淋巴结中群
　　C. 颈深淋巴结下群　　　　　　　　D. 气管前淋巴结
　　E. 喉前淋巴结

二、多项选择题

1. 下列属于喉软骨的是(　　)。
　　A. 小角软骨　　　　　　　　　　　B. 大翼软骨
　　C. 甲状软骨　　　　　　　　　　　D. 环状软骨
　　E. 杓状软骨

2. 喉外肌上肌群包括(　　)。
　　A. 颏舌骨肌　　　　　　　　　　　B. 甲状舌骨肌
　　C. 下颌舌骨肌　　　　　　　　　　D. 茎突舌骨肌
　　E. 二腹肌

3. 声门下区淋巴汇入(　　)。
　　A. 颈深淋巴结中群　　　　　　　　B. 颈深淋巴结下群
　　C. 锁骨下淋巴结群　　　　　　　　D. 气管旁淋巴结群
　　E. 气管食管淋巴结群

三、填空题

1. 喉位于颈前正中,喉上界平_____,下界平_____。

2. 喉软骨中单个软骨有_____、_____、_____。

3. 喉软骨中最大的是_____,惟一环形封闭的软骨是_____。

4. 杓状软骨的基底呈三角形,前角名_____,外侧角名_____。

5. 喉软骨有两对关节,包括_____和_____。

6. 喉弹性膜被喉室分上、下两部,上部为_____,此膜上缘游离,称为_____,下缘游离称为_____。喉弹性膜下部为_____,其上缘为_____。

7. 喉外肌下肌群包括_____、_____、_____。

8. 喉内肌群分为四组,分别是:_____、_____、_____、_____。

9. 喉的黏膜最易发生水肿的部位是:_____、_____。

10. 喉腔以声带为界为三个区域,分别是:_____、_____、_____。

11. 声门裂的前 2/3 介于两侧声韧带之间者称为_____,后 1/3 介于两侧杓状软骨声带突之间者称为_____。

12. 任克层为喉显微组织的第_____层,由_____构成。

13. 喉上神经在_____平面分为内、外两支。外支主要为_____,内支主要为_____。

14. 喉的动脉主要有三支,分别是:_____、_____、_____。

15. 声带癌的转移率极低的原因在于_____。

四、论述题

试述喉内肌的分组及肌肉的功能。

第2章 喉的生理学

学习要求

熟悉：喉的生理功能。

重点与难点

喉的主要生理功能包括：①呼吸功能；②发声功能；③保护功能；④吞咽功能。

复习题

多项选择题

喉的生理功能包括(　　)。

A. 呼吸　　　　　　　　　　　B. 发音

C. 免疫　　　　　　　　　　　D. 吞咽

E. 保护

第 3 章 喉的检查法

学习要求

掌握：间接喉镜检查法。

了解：纤维喉镜检查法。

重点与难点

间接喉镜检查：喉部最常用且又是最简便的检查方法。检查时应注意黏膜色泽,有无充血、肿胀、增厚、疤痕、新生物或异物等,同时应注意声带及杓状软骨的活动情况。

复习题

一、单项选择题

1. 最简便常用的喉镜检查方法是(   )。
   A. 直接喉镜检查   B. 间接喉镜检查
   C. 纤维喉镜检查   D. 显微喉镜检查
   E. 喉动态镜检查

2. 一般情况下,男性嗓音的基频平均值为(   )。
   A. 300 Hz   B. 220 Hz
   C. 120 Hz   D. 80 Hz
   E. 150 Hz

二、多项选择题

1. 导致间接喉镜检查失败的原因主要有(   )。
   A. 舌背上拱   B. 咽反射过于敏感

    C. 会厌不能上举　　　　　　　　　　D. 会厌发育不良

    E. 以上均是

2. 关于直接喉镜检查,以下叙述正确的是(　　　)。

    A. 直接喉镜检查是喉的常规检查方法

    B. 直接喉镜检查时口腔和喉腔须处于一条直线上

    C. 直接喉镜检查前,应嘱咐患者空腹

    D. 直接喉镜检查必须采用麻醉

    E. 为暴露喉腔,直接喉镜检查时可以上切牙为支点将喉镜向上翘起

3. 关于喉肌电图,以下叙述正确的是(　　　)。

    A. 可以确定声带运动障碍的性质　　　B. 可确定喉运动神经的损伤部位

    C. 可指导临床是否进行手术治疗　　　D. 为非侵袭性检查

    E. 主要目的是区分喉肌的静息电位是否正常

三、填空题

1. 直接喉镜检查后,患者至少禁食_____小时。

2. 与纤维喉镜相比,电子喉镜的优点在于_____。

3. 可观察到声带振动的喉镜为_____,亦称为_____。

4. 声带浅表黏膜损害多影响_____,深部组织损害可引起_____。

5. 肌电图研究通常分为两部分,分别是:_____、_____。

第4章 喉的先天性疾病

学习要求

了解常见的喉先天性疾病。

复习题

一、填空题

1. 喉蹼最常见的类型为_____。
2. 喉蹼的治疗目的,首先为_____,其次为_____。
3. 婴儿先天性喉喘鸣最常见的原因是_____。

二、名词解释

先天性喉喘鸣

第5章　喉创伤及异物

学习要求

熟悉：喉异物的诊治。

了解：开放性及闭合性喉创伤的治疗。

重点与难点

喉异物是耳鼻喉的急症之一，诊断主要依靠病史；剧烈咳嗽、呼吸困难、发绀等表现；喉镜检查发现异物即可做出诊断。少数患者需行喉部 X 线片、CT 扫描、电子喉镜等检查，多可对异物形状、嵌顿部位等进行明确诊断。

主要治疗方法：间接喉镜或电子喉镜下异物取出术、直接喉镜下异物取出术。

复习题

一、单项选择题

对闭合性喉创伤患者为明确诊断其颈部血管损伤情况，此时最宜选用何种检查手段（　　）。

A. 颈部正侧位片　　　　　　　　　B. 颈部 CT 扫描

C. 颈部 MRI 检查　　　　　　　　　D. 超声检查

E. 血管造影

二、多项选择题

1. 关于闭合性喉创伤，以下叙述正确的是（　　）。

　　A. 闭合性喉创伤颈部皮肤无伤口

　　B. 侧方外力所致的闭合性喉创伤一般伤情较重

C. 正前方外力所致的闭合性喉创伤一般伤情较重

D. 闭合性喉创伤不宜行直接喉镜检查

E. 闭合性喉创伤患者行气管切开术时,所作切口应靠近喉部损伤处

2. 对于开放性喉创伤,以下处置错误的是(　　)。

A. 为方便检查,宜先清理患者伤口处的瘀血

B. 为增强止血效果,可将伤口加压包扎

C. 为彻底止血,可先直接结扎患者颈总动脉

D. 患者已窒息,可在伤口处插入气管插管

E. 接诊开放性喉创伤患者时,为减少喉部损伤,可先将伤口处的异物拔出

三、填空题

1. 正前方外力所致的闭合性喉创伤,易导致_____、_____骨折。

2. 闭合性喉创伤患者如须行喉裂开喉软骨复位术,手术宜在伤后_____天内进行,如超过_____天,则复位困难。

3. 行喉裂开术前,应先行_____术。

4. 喉裂开喉软骨复位术后,放置喉模的目的是_____。

5. 开放性喉创伤患者,常有严重出血,易导致_____、_____,危及生命。

6. 喉烧灼伤主要包括四类,分别是_____、_____、_____、_____。

7. 轻型喉烧灼伤的损伤部位是_____,中型喉烧灼伤的损伤部位到达_____,重型喉烧灼伤的损伤部位到达_____。

四、论述题

1. 试述儿童闭合性喉创伤的治疗与成人患者的有何不同。

2. 试述喉异物的治疗方法。

第6章　喉的急性炎症性疾病

学习要求

掌握：急性会厌炎，急性喉炎的诊断和治疗，小儿急性喉炎的临床特点和处理方法。

重点与难点

一、急性会厌炎

急性会厌炎是一种以会厌为主的声门上区急性喉炎，又称声门上喉炎，是喉科急重症之一。

1. 临床表现

（1）全身症状：高热、畏寒、全身乏力等。

（2）局部症状：剧烈的咽喉痛，吞咽时加剧。

2. 检查：间接喉镜检查，可见会厌舌面明显充血、肿胀，严重者如球形。

3. 治疗：保持呼吸道通畅和控制感染为原则。

二、急性喉炎

急性喉炎是以声门区为主的喉黏膜急性弥漫性卡他性炎症，为呼吸道急性感染性疾病之一。

1. 临床表现

（1）声嘶：是急性喉炎的主要症状。

（2）喉痛。

（3）咳嗽多痰。

2. 检查：喉部黏膜弥漫性充血、肿胀，偶有黏膜下出血。声带充血，运动正常。

3. 治疗

（1）声带休息。

（2）使用抗菌药物控制感染，声带红肿者加用类固醇激素。

（3）雾化吸入疗法。

（4）中药治疗。

三、小儿急性喉炎

　　小儿急性喉炎常见于 6 个月～3 岁的婴幼儿。由于婴幼儿喉部固有的解剖特点，发炎后易肿胀发生喉阻塞。病情较成人严重，若不及时施救，可危乃生命。

　　1. 临床表现：主要症状为声嘶、阵发性犬吠样咳嗽、吸气性喉喘鸣和吸气性呼吸困难。

　　2. 检查：喉镜检查可发现喉黏膜弥漫性充血、肿胀，声门常附有黏脓性分泌物，声门下黏膜肿胀向中间突出而成一狭窄腔。由于小儿不合作，在实际临床工作中很少对小儿行喉镜检查。

　　3. 治疗

（1）应及早使用有效、足量抗菌药物控制感染。有喉阻塞症状时，加用糖皮质激素。

（2）重度喉阻塞或药物治疗症状未缓解者，应及时作气管切开术。

（3）加强支持疗法，注意营养和电解质平衡，保护心肌功能，避免发生心力衰竭。

（4）尽量使患儿安静休息，减少哭闹，以免加重呼吸困难。

复习题

一、单项选择题

1. 急性会厌炎最常见的致病菌是（　　　）。

　　A. 葡萄球菌　　　　　　　　　　　B. 双球菌类

　　C. 白喉杆菌　　　　　　　　　　　D. 乙型流感杆菌

　　E. 链球菌肺炎

2. 某患者，男，25 岁，患急性喉炎，下述治疗有误的是（　　　）。

　　A. 给予足量有效抗菌药物　　　　　B. 同时给予类固醇激素

　　C. 雾化吸入　　　　　　　　　　　D. 发烧、喉痛可予对症治疗

　　E. 耳语交谈，防止声带疲劳

3. 小儿"空""空"样咳嗽声伴吸气性呼吸困难，最可能的诊断为（　　　）。

　　A. 支气管异物　　　　　　　　　　B. 肺水肿

　　C. 支气管扩张　　　　　　　　　　D. 急性肺炎

　　E. 急性喉炎

二、多项选择题

1. 急性会厌炎的病理类型包括（　　　）。

　　A. 急性化脓型　　　　　　　　　　B. 急性溃疡型

　　C. 急性卡他型　　　　　　　　　　D. 急性水肿型

E. 以上全是

2. 急性会厌炎的临床表现包括(　　　)。

A. 畏寒发热 　　　　　　　　　　B. 语音含糊不清

C. 咽喉疼痛 　　　　　　　　　　D. 吸气性呼吸困难

E. 声音嘶哑

3. 急性喉炎的病因包括(　　　)。

A. 感染 　　　　　　　　　　　　B. 吸入有害气体

C. 饮酒过度 　　　　　　　　　　D. 粉尘刺激

E. 用声过度

4. 急性喉炎的主要临床症状是(　　　)。

A. 喉痛 　　　　　　　　　　　　B. 吞咽困难

C. 声嘶 　　　　　　　　　　　　D. 咯血

E. 咳嗽多痰

5. 小儿急性喉炎的症状包括(　　　)。

A. 声嘶 　　　　　　　　　　　　B. 阵发性犬吠样咳嗽

C. 吸气性喉喘鸣 　　　　　　　　D. 吸气性呼吸困难

E. 发热

6. 关于小儿急性喉炎以下叙述正确的是(　　　)。

A. 小儿急性喉炎时容易发生喉阻塞

B. 如怀疑小儿患有急性喉炎,应常规行间接喉镜检查以明确诊断

C. 治疗小儿急性喉炎,在使用抗菌药物同时加入糖皮质激素

D. 如急性喉炎患儿出现三凹征,应立刻行气管切开术

E. 以上均正确

三、填空题

1. 急性会厌炎最常见的病因是_____,由变态反应引起的急性会厌炎属于_____变态反应。

2. 与成人患者相比,小儿急性喉炎患者易发生_____,危及生命。

3. 小儿急性喉气管支气管炎的临床表现是急性喉炎的临床表现加上_____的临床表现,其呼吸困难表现为_____。

四、名词解释

急性会厌炎

五、论述题

试述小儿急性喉炎的临床表现及治疗。

第7章 喉的慢性炎症性疾病

学习要求

熟悉：慢性喉炎、声带息肉、声带小结的临床表现。

了解：声带息肉手术方法。

重点与难点

一、慢性喉炎

慢性喉炎是指发生在喉部黏膜的非特异性慢性炎症。本病是最常见的喉科疾病之一，临床可分为慢性单纯性喉炎、慢性萎缩性喉炎和慢性肥厚性喉炎。

1. 临床表现：声嘶、喉分泌物增加、喉部不适。

2. 检查：喉镜检查可见喉黏膜弥漫充血或室带肥厚或喉黏膜变薄、干燥等。

3. 治疗：去除病因是治疗关键。

二、声带息肉

临床表现主要是声嘶。喉镜检查可见声带游离缘带蒂新生物。治疗以手术切除为主，辅以行为干预和嗓音治疗。

三、声带小结

声带小结也称声带结节、歌唱者小结，是慢性喉炎的一型。临床主要症状是发声易疲倦和声嘶。喉镜检查可见声带游离缘前、中 1/3 交界处有对称性隆起。

复习题

一、单项选择题

1. 慢性喉炎最主要的临床症状是（　　）。
   - A. 喉痛
   - B. 长期低热
   - C. 头痛
   - D. 咳嗽多痰
   - E. 声嘶
2. 喉息肉的好发部位是（　　）。
   - A. 声带前联合
   - B. 室带
   - C. 声带后 1/3
   - D. 声带前中份
   - E. 声门下区

二、多项选择题

1. 慢性喉炎的病因可能是（　　）。
   - A. 急性喉炎反复发作或迁延不愈
   - B. 发声不当
   - C. 有害气体刺激
   - D. 呼吸道炎性病灶的反复刺激
   - E. 以上全是
2. 声带小结的治疗措施有（　　）。
   - A. 行为干预
   - B. 嗓音治疗
   - C. 药物治疗
   - D. 手术切除
   - E. 声带注射

三、填空题

1. 慢性喉炎临床可分为_____、_____、_____三类。
2. 慢性喉炎的关键治疗措施是_____。
3. 声带小结的病因主要是_____、_____、_____。
4. 临床最常见的喉关节炎是_____。
5. 喉关节的主要功能各不相同,其中_____司声带运动,_____调节声带张力。

四、名词解释

歌者小结

五、论述题

试论述声带息肉的临床表现。

第8章　喉的神经性疾病及心因性疾病

掌握：喉返神经麻痹的诊断。

了解：癔症性失声的诊治。

重点与难点

喉返神经麻痹临床最常见，多是单侧麻痹，以左侧麻痹最常见。分为单侧不完全性麻痹、单侧完全性麻痹、双侧不完全性麻痹、双侧完全性麻痹，其中双侧不完全性麻痹主要症状为呼吸困难。

复习题

一、单项选择题

1. 喉内肌群中由喉上神经支配的肌肉是（　　　）。
   A. 环杓侧肌　　　　　　　　　　B. 环杓后肌
   C. 杓肌　　　　　　　　　　　　D. 环甲肌
   E. 甲杓肌

2. 哪种类型的喉返神经麻痹易出现呼吸困难（　　　）。
   A. 单侧不完全性麻痹　　　　　　B. 单侧完全性麻痹
   C. 双侧不完全性麻痹　　　　　　D. 双侧完全性麻痹
   E. 以上均不正确

二、填空题

1. 治疗喉部感觉过敏，首先应细致检查，以_____。

2. 喉部感觉减退分为_____、_____两种类型。

3. 喉返神经受压或损害时,最早出现瘫痪的喉肌为_____,其次为_____,_____瘫痪最晚。

4. 周围性喉瘫痪的病因主要有_____、_____、_____三类。

5. 癔症性失声的主要治疗方法为_____。

四、名词解释

1. 喉瘫痪

2. 癔症性失声

五、论述题

试述喉返神经麻痹的临床表现。

第9章 喉 肿 瘤

学习要求

掌握：喉癌的分型、临床表现、治疗原则及预后。

熟悉：喉癌的诊断。

了解：喉癌的手术类型；喉乳突状瘤的诊治。

重点与难点

喉癌为常见的恶性肿瘤，病理类型以鳞状细胞癌常见。根据喉癌发生的部位，将其分为声门型、声门上型、声门下型和贯声门型，其中以声门型喉癌最多见。每种类型均可出现声嘶、异物感、呼吸困难等症状，但相互之间存在差异。喉癌的诊断依靠症状、检查和活检等。凡年龄大于 40 岁，有声嘶或咽喉部不适、异物感者，都必须用喉镜仔细检查喉部，有时甚至需要反复多次检查，以免漏诊。对可疑病变，应在间接喉镜、直接喉镜或纤维喉镜下进行活检，确定诊断。喉部 X 线检查如侧位片、断层摄片、喉部 CT 及 MRI 检查等有助于了解癌肿的浸润范围。

1. 临床分期：① 0 期：$T_{is}N_0M_0$；② Ⅰ 期：$T_1N_0M_0$；③ Ⅱ 期：$T_2N_0M_0$；④ Ⅲ 期：$T_3N_0M_0$，$T_1N_1M_0$，$T_2N_1M_0$，$T_3N_1M_0$；⑤ ⅣA 期：$T_{4a}N_0M_0$，$T_{4a}N_1M_0$，$T_1N_2M_0$，$T_2N_2M_0$，$T_3N_2M_0$，$T_{4a}N_2M_0$；ⅣB 期：$T_{1-4}N_3M_0$，$T_{4b}N_{1-3}M_0$；ⅣC 期：$T_{1-4}N_{1-3}M_1$。

2. 转移：喉癌的扩散转移途径包括直接扩散、淋巴转移、血管转移。

3. 治疗：喉癌的治疗手段包括手术、放疗、化疗、免疫治疗及生物治疗等，目前多主张以手术加放疗的综合治疗。其中手术治疗为喉癌治疗的主要手段，依据喉癌的分型分期，可采用喉全切除术和各种喉部分切除术。

复习题

一、单项选择题

1. 喉部良性肿瘤发病率最高的是（　　）。
   - A. 血管瘤
   - B. 乳头状瘤
   - C. 纤维瘤
   - D. 神经纤维瘤
   - E. 脂肪瘤

2. 关于喉癌，下列哪项有误（　　）。
   - A. 鳞癌比腺癌常见
   - B. 男性发病率远比女性高
   - C. 确诊需活组织检查
   - D. 可采用手术或放射治疗
   - E. 按发生率高低，各型的顺序为：声门上型、声门型、声门下型

3. 喉部恶性肿瘤病理类型最常见的是（　　）。
   - A. 腺癌
   - B. 基底细胞癌
   - C. 鳞状细胞癌
   - D. 未分化癌
   - E. 恶性淋巴瘤

4. 喉癌最好发的部位是（　　）。
   - A. 室带
   - B. 声带
   - C. 喉室
   - D. 会厌
   - E. 声门下腔

5. 喉癌的颈部淋巴结转移，最常见的部位是（　　）。
   - A. 颈深淋巴结下群
   - B. 气管旁淋巴结
   - C. 颌下淋巴结
   - D. 锁骨上淋巴结
   - E. 颈总动脉分叉处淋巴结

6. 患者，男性，58 岁，进行性声嘶 6 个月，检查发现左侧声带固定，上段新生物，活检为鳞癌，左颈部可触及肿大的单个淋巴结，直径 3.5 cm，未发现远处转移，按照国际抗癌协会（Union for International Cancer Control，UICC）标准，该患者分期为（　　）。
   - A. 喉鳞状细胞癌、声门型 $T_3N_3M_0$
   - B. 喉鳞状细胞癌、声门型 $T_1N_1M_0$
   - C. 喉鳞状细胞癌、声门型 $T_2N_1M_0$
   - D. 喉鳞状细胞癌、声门型 $T_4N_3M_0$
   - E. 喉鳞状细胞癌、声门型 $T_3N_2M_0$

7. 声门上型喉癌早期的常见症状是（　　）。
   - A. 声嘶
   - B. 喉阻塞
   - C. 喉部异物感
   - D. 吞咽困难
   - E. 咽喉疼痛

二、多项选择题

1. 关于喉乳头状瘤以下叙述正确的是（　　）。
   - A. 以儿童多见
   - B. 成人喉乳头状瘤有恶变倾向

C. 与 HPV 感染关系密切 D. 多会浸润基底膜

E. 儿童患者多为单发

2. 喉癌根据大体形态可分为( )。

A. 溃疡型 B. 菜花型

C. 结节型 D. 混合型

E. 以上均是

3. 喉癌的扩散转移方式包括( )。

A. 淋巴转移 B. 直接扩散

C. 间接扩散 D. 血管转移

E. 播散种植

4. 声门癌的主要特征是( )。

A. 早期出现声嘶 B. 吞咽困难

C. 不易向颈淋巴结转移 D. 愈后较好

E. 喉异物感

5. 喉癌远处转移的常见部位有( )。

A. 肺 B. 肝

C. 骨 D. 肾

E. 脑

6. 喉癌发病的相关因素有( )。

A. 吸烟 B. 饮酒

C. 空气污染 D. 性激素

E. 病毒感染

7. 喉癌的手术治疗一般包括( )。

A. 直接喉镜下声带肿瘤摘除术 B. 间接喉镜下声带肿瘤摘除术

C. 水平半喉切除术 D. 垂直半喉切除术

E. 全喉切除术

8. 喉全切术后发音重建的方法主要有( )。

A. 食管发音法 B. 人工喉和电子喉

C. 气管(环)咽吻合术 D. 食管气管造瘘术

E. 甲状软骨成型术

三、填空题

1. 喉部良性肿瘤病理上可分为_____和_____两大类。

2. 喉乳头状瘤的主要症状是_____,主要治疗手段是_____。

3. 喉血管瘤可分为_____和_____两种类型,以_____较为多见。

4. 喉纤维瘤来源于_____,多采用_____治疗。

5. 根据喉癌发生的部位,将其分为_____、_____、_____三种类型。

6. 喉癌主要与_____、_____、_____相鉴别。

四、名词解释

贯声门癌

五、论述题

简述喉癌的治疗方法。

第 10 章　喉的其他疾病

学习要求

掌握：喉水肿的临床表现及治疗。

重点与难点

喉水肿是发生于喉黏膜下疏松组织的渗出性炎症病变。会厌舌面、杓会厌皱襞、声门下腔等处为好发部位。急性喉水肿严重者可引起窒息死亡。主要症状有声嘶、吐字不清、咽喉梗阻感。主要是针对病因进行治疗。若喉水肿病情较重已导致喉梗阻者，有气管切开术指征者应先行切开，再进行病因治疗。

复习题

一、单项选择题

1. 以下哪种喉部疾病属于遗传性疾病（　　）。
   - A. 先天性喉蹼
   - B. 喉软化症
   - C. 小儿喉痉挛
   - D. 喉血管神经性水肿
   - E. 喉乳头状瘤

2. 某患者，因呼吸困难逐渐加重，完全失声入院，诊断为瘢痕性喉气管狭窄。该患者狭窄部位最有可能为（　　）。
   - A. 声门上
   - B. 声门
   - C. 声门下
   - D. 颈段气管
   - E. 以上部位均有可能

3. 损伤后最易引起喉狭窄的软骨是（　　）。
   - A. 甲状软骨
   - B. 会厌软骨

C. 环状软骨　　　　　　　　　　D. 小角软骨

E. 杓状软骨

二、多项选择题

1. 以下疾病可引起喉水肿的有（　　）。

A. 急性喉炎　　　　　　　　　　B. 急性扁桃体炎

C. 咽后间隙感染　　　　　　　　D. 急性会厌炎

E. 喉结核

2. 关于喉白斑病，以下叙述正确的是（　　）。

A. 其病理表现为喉黏膜上皮增生和过度角化

B. 可发生于喉任何部位的黏膜组织

C. 本病无癌变倾向

D. 本病以保守治疗为主

E. 白斑一般为多个生长

三、填空题

1. 喉水肿的病因主要分为_____、_____两类。

2. 咽喉反流诊断的金标准是_____，治疗首选药物为_____。

3. 瘢痕性喉气管狭窄最常见的病因是_____。

四、名词解释

咽喉反流

第11章 喉 阻 塞

学习要求

掌握：喉阻塞的临床表现及治疗。

重点与难点

喉阻塞是由各种原因造成的一个临床症状，也是耳鼻喉科急症之一，需立即抢救。其主要临床表现为吸气性呼吸困难、吸气性喉鸣、吸气性软组织凹陷、声音嘶哑、缺氧症状。

1. 呼吸困难分度：根据患者临床表现，可将喉阻塞分为四度，治疗时可据此采取不同措施。

2. 治疗

一度：明确病因，积极治疗，不需气管切开术。

二度：积极治疗病因，密切观察病情变化，应做好气管切开术的准备。

三度：在严密观察呼吸并做好气管切开术准备的情况下，可试用药物治疗和给氧。若经保守治疗无效，或阻塞时间长全身情况差时，应及早手术。由恶性肿瘤引起的喉阻塞，应行气管切开术，再行其他处理。

四度：立即行气管切开术。若病情十分紧急，可先行环甲膜切开术，缓解呼吸。

复习题

一、单项选择题

1. 喉梗阻的呼吸困难表现是（　　）。

    A. 吸气期较呼气期延长　　　　　　　　B. 呼气期较吸气期延长

    C. 吸气期及呼气期均延长　　　　　　　D. 不伴有吸气性软组织凹陷

E. 以上都不是

2. 喉阻塞患者不应有的临床表现有（ ）。

　　A. 吸气时间延长,吸气困难

　　B. 呼气期哮鸣音

　　C. 吸气期较呼气期延长,呼吸深度加强,呼吸频率变化不明显

　　D. 胸骨上窝、锁骨上窝、胸骨剑突下及肋间隙等软组织出现吸气性凹陷

　　E. 吸气性喉喘鸣

3. 下列说法中,不正确的有（ ）。

　　A. 声音嘶哑是喉部疾病的主要症状之一

　　B. 声音嘶哑均来源于喉自身的病变

　　C. 喉喘鸣可分吸气性、呼气性和混合性三种

　　D. 吸气性呼吸困难是喉阻塞的最主要症状

　　E. 声门型喉癌早期的临床表现是声音嘶哑

4. 有关喉阻塞的描述中,错误的是（ ）。

　　A. 引起喉阻塞的常见原因有炎症、肿瘤

　　B. 一侧声带麻痹是喉阻塞的一个因素

　　C. 喉阻塞表现为吸气性呼吸困难

　　D. 气管切开是解除喉阻塞的常用手术方法

　　E. 由炎症引起的轻度喉阻塞,用足量的抗菌药物和糖皮质激素治疗

二、多项选择题

喉阻塞的临床表现包括（ ）。

A. 吸气性呼吸困难　　　　　　　　B. 吸气性喉鸣

C. 吸气性软组织凹陷　　　　　　　D. 声音嘶哑

E. 发绀

三、填空题

1. 严重的吸气性呼吸困难可出现四凹征,其具体部位是指 _____、_____、_____、_____、_____。

2. 喉阻塞的紧急处理方法有 _____、_____、_____。

四、名词解释

喉阻塞

五、论述题

试述喉阻塞的分度、临床表现及治疗措施。

第12章 气管插管术及气管切开术

学习要求

掌握：气管切开术的适应证。

熟悉：气管套管的选择及拔管注意事项。

了解：气管切开术中的注意事项。

重点与难点

气管切开术

1. 适应证

（1）咽部阻塞出现呼吸困难者。

（2）3～4度喉阻塞。

（3）下呼吸道分泌物潴留：昏迷，神经麻痹，严重的脑、胸、腹部外伤及呼吸道烧伤。

（4）预防性气管切开：施行口腔、颌面、咽、喉大手术时，为保持术中及术后呼吸道通畅，可行气管切开术。

（5）下呼吸道异物，为确保安全，可先行气管切开，再行异物取出。

2. 并发症：皮下气肿、伤口感染、出血、气胸及纵隔气肿、拔管困难、气管食管瘘。

复习题

一、单项选择题

1. 气管切开术如采用横切口，其位置距环状软骨下缘（   ）。

    A. 1 cm   B. 2 cm

    C. 3 cm   D. 4 cm

    E. 5 cm

2. 常规气管切开术应切开气管（　　）。
   A. 第一、二环
   B. 第二、三环
   C. 第三、四环
   D. 第四、五环
   E. 第五环
3. 气管切开术后最常见的并发症为（　　）。
   A. 出血
   B. 伤口感染
   C. 气胸
   D. 皮下气肿
   E. 拔管困难
4. 气管切开术后拔管困难，其原因不包括（　　）。
   A. 气管切开部位过高
   B. 气管切开部位过低
   C. 气管软骨环切除过多
   D. 气管套管型号偏大
   E. 原发疾病未治愈

二、多项选择题

1. 以下属于气管插管术适应证的是（　　）。
   A. 急性喉阻塞
   B. 下呼吸道分泌物潴留
   C. 呼吸骤停
   D. 急性喉炎
   E. 呼吸道不全梗阻
2. 气管切开术后护理要点包括（　　）。
   A. 防止套管阻塞
   B. 保持下呼吸道通畅
   C. 防止套管脱出
   D. 预防感染
   E. 禁声
3. 某患者，气管切开术后1d发生皮下气肿，其原因可能是（　　）。
   A. 气管切开位置过高
   B. 气管前软组织剥离过多
   C. 气管切口过长
   D. 插入套管后患者剧烈咳嗽
   E. 缝合皮肤切口过紧
4. 关于环甲膜切开术以下叙述正确的是（　　）。
   A. 紧急情况下采用
   B. 无须麻醉
   C. 术后插管时间不宜超过3d
   D. 情况十分紧急时，可用粗注射针头直接刺入声门下区
   E. 可选用金属材质套管

三、填空题

1. 气管插管术绝对禁忌证包括_____、_____、_____。
2. 气管插管术的手术器械主要是_____、_____。
3. 气管插管术的手术方式主要有两种，包括_____、_____。
如上述两种方法均不能成功插管，可使用_____引导气管插管。
4. 儿童气管插入深度进入声门下_____，成年人以_____为宜。儿童插管时间不

宜超过_____，成年人不宜超过_____。

5. 气管切开术适用于_____度喉阻塞。

6. 气管切开术直切口，自_____至接近_____处，沿_____切开皮肤及皮下组织。

7. 拔除气管套管前应试堵管至少_____，观察患者情况允许时拔除套管，拔管后严密观察_____。

8. 气管切开术后出血，分为_____、_____两类，以_____最为严重。

9. 环甲膜切开术后的插管时间，不宜超过_____。

四、名词解释

1. 气管插管术
2. 气管切开术

五、论述题

1. 试述气管插管术的并发症及发生原因。
2. 试述气管切开术的适应证。

第13章 嗓音医学及言语病理学

了解：嗓音医学基础知识。

复习题

一、单项选择题

1. 以下不属于构音器官的是( )。

    A. 口腔   B. 舌

    C. 唇   D. 齿

    E. 鼻

2. 某患者，女，34岁，因与家人争吵后失声，就诊期间时有哭泣，查双声带色泽形态正常，嘱该患者发音时，声带动度差，声门不能闭合。该患者发音障碍的性质为( )。

    A. 运动性发音障碍   B. 痉挛性发音障碍

    C. 功能性发音障碍   D. 用声不当所致发音障碍

    E. 炎症性发音障碍

二、多项选择题

1. 以下属于发声动力器官的是( )。

    A. 喉   B. 咽

    C. 肺   D. 肋间肌

    E. 膈肌

2. 发音障碍常用的治疗方法包括( )。

    A. 行为干预   B. 嗓音治疗

  C. 药物治疗   D. 手术治疗

  E. 精神心理治疗

三、填空题

1. 声音是由_____、_____、_____、_____上诸器官共同作用而产生。

2. 声音音调取决于声带振动的_____,音强取决于声带振动的_____。

3. 发音障碍最主要的病因包括_____、_____。

4. 儿童言语障碍的常见原因为_____。

四、名词解释

运动性失语症

五、论述题

试述嗓音治疗的具体方法。

气管食管科学

第4部

第1章　气管、支气管及食管的临床解剖学

学习要求

掌握：气管，左、右两主支气管的走行特点，食管的 4 个生理性狭窄。

熟悉：气管、食管与邻近组织关系。

重点与难点

一、气管

1. 气管上起于环状软骨下缘，相当于第 6 颈椎平面，下达气管隆嵴处，相当于第 5 胸椎上缘水平。气管有 16～20 个马蹄形软骨环。

2. 气管隆嵴是左右主支气管的分界，也是支气管镜检查时定位的一个重要解剖标志。

二、食管

1. 食管分颈段与胸段食管，胸段食管又分为胸上段、胸中段与胸下段三部分。

2. 食管有 4 个生理性狭窄。第 1 狭窄为食管入口，距上切牙约 16 cm 处，是环咽部狭窄，为食管最狭窄部位，异物最易嵌顿该处。第 2 狭窄为主动脉弓处狭窄，位于距上切牙约 23 cm 处。第 3 狭窄为支气管处狭窄，位于第 2 狭窄下 4 cm 处。因第 2、3 狭窄位置邻近，临床上常合称为第 2 狭窄。第 4 狭窄为膈肌处狭窄，位于距上切牙约 40 cm 处。

复习题

一、单项选择题

1. 气管壁黏膜层组织为（　　）。

    A. 单层鳞状上皮 　　　　　　　　　　B. 复层鳞状上皮

  C. 单层柱状上皮　　　　　　　　　　D. 假复层柱状上皮

  E. 复层柱状上皮

 2. 食管异物最易嵌顿于（　　）。

  A. 食管入口　　　　　　　　　　　　B. 主动脉弓处狭窄

  C. 支气管处狭窄　　　　　　　　　　D. 膈肌处狭窄

  E. 胸上段

 3. 食管第 2 生理狭窄位于（　　）。

  A. 距上切牙 16 cm　　　　　　　　　B. 距上切牙 20 cm

  C. 距上切牙 23 cm　　　　　　　　　D. 距上切牙 29 cm

  E. 距上切牙 40 cm

 4. 食管最薄弱和最易受损的部位是（　　）。

  A. 环咽肌上三角　　　　　　　　　　B. 环咽肌下三角

  C. 左主支气管压迹处　　　　　　　　D. 主动脉压迹处

  E. 膈裂孔处

 5. 食管壁的组织为（　　）。

  A. 单层鳞状上皮　　　　　　　　　　B. 复层鳞状上皮

  C. 单层柱状上皮　　　　　　　　　　D. 假复层柱状上皮

  E. 复层柱状上皮

二、多项选择题

气管、支气管解剖表述错误的是（　　）。

A. 气管由 10～20 个马蹄形软骨组成

B. 右主支气管较左主支气管细长

C. 气管上界为环状软骨下缘，下界至气管隆嵴

D. 气管腔左右径小于前后径

E. 左主支气管与气管纵轴所成角度较大，所以异物不易落入左主支气管

三、填空题

 1. 气管上起于_____下缘，相当于第_____平面，下达_____处，相当于_____上缘水平。

 2. 气管肌肉与黏膜的感觉神经由_____支配。

 3. 右侧主支气管较粗短，与气管纵轴延长线约成_____，左侧主支气管较细长，与气管纵轴延长线约成_____。

 4. 食管壁的组织形态分为 4 层，分别是_____、_____、_____、_____。

 5. 食管与胃之间的组织学连接称为_____。

 6. 食管上段静脉汇入_____，中段回流至_____，下段注入_____系统。

 7. 特异性免疫包括_____、_____两类。

 8. 食管的肌肉构成，其上段为_____，中段由_____组成，下段是_____。

四、名词解释

气管隆嵴

第2章 气管、支气管及食管的生理学

学习要求

掌握：气管、支气管、食管的主要生理功能。

熟悉：食管的吞咽运动分期。

重点与难点

气管、支气管的主要生理功能：呼吸调节功能、清洁功能、免疫功能、防御性呼吸反射等。

复习题

一、多项选择题

气管的功能包括（　　　）。

A. 清洁　　　　　　　　　　　　　B. 免疫

C. 发声　　　　　　　　　　　　　D. 防御性呼吸反射

E. 调节呼吸

二、填空题

吞咽运动分三期，分别是_____、_____、_____。

第3章 气管、支气管及食管的内镜检查法

学习要求

掌握：气管、支气管、食管疾病的临床症状。

了解：支气管镜及食管镜的检查方法和适应证、禁忌证。

重点与难点

1. 气管、支气管疾病的临床症状主要有咳嗽、咯痰、咯血、气促、哮喘、胸闷胸痛及呼吸困难等。咳嗽是气管、支气管疾病最早出现，最晚消失的症状。咳嗽的性质有时可以说明病变的部位。咯血与呕血的鉴别。

2. 呼吸困难的分型：吸气性呼吸困难、呼气性呼吸困难与混合性呼吸困难。食管疾病可引起吞咽困难、反呕、胸骨后烧灼感及疼痛、呕血。

复习题

一、单项选择题

1. 硬管支气管镜检查时将头后仰并高出手术台面约(　　)。

A. 低于 10 cm
B. 10～15 cm
C. 15～20 cm
D. 20～25 cm
E. 高于 25 cm

2. 1%丁卡因溶液作咽喉部表面麻醉,其用药总量不宜超过(　　)。

A. 40 mg
B. 50 mg
C. 60 mg
D. 70 mg
E. 80 mg

3. 纤维食管镜检查时,患者所取体位为(　　)。

A. 仰卧位　　　　　　　　　　　B. 仰卧垂头位

C. 左侧卧位　　　　　　　　　　D. 右侧卧位

E. 坐位

二、多项选择题

1. 支气管镜检查前手术器械准备包括(　　)。

A. 根据患者年龄准备合适的支气管镜

B. 根据患者年龄准备合适的气管套管

C. 直接喉镜

D. 异物钳

E. 吸引器

2. 硬支气管镜的禁忌证包括(　　)。

A. 严重的心脏病和高血压　　　　B. 活动性肺结核

C. 颈椎疾病及张口困难患者　　　D. 近期有严重的咯血

E. 久治不愈的肺不张患者

3. 食管镜检查的适应证是(　　)。

A. 食管异物诊断及治疗

B. 食管狭窄部位、范围及程度的确定

C. 反复少量的上消化道出血

D. 明确食管肿瘤的病变范围,取组织行病理检查

E. 查找吞咽困难的原因

4. 硬食管镜检查的并发症包括(　　)。

A. 食管黏膜擦伤　　　　　　　　B. 食管穿孔

C. 呼吸困难或窒息　　　　　　　D. 环杓关节脱位

E. 声带麻痹

5. 影响食管镜进入食管入口的因素包括(　　)。

A. 患者体位不正确,或患者过分紧张　　B. 患者颈椎畸形

C. 食管镜过粗　　　　　　　　　D. 食管入口狭窄

E. 术者技术欠佳

三、填空题

支气管镜主要有三类,分别是 ＿＿＿＿、＿＿＿＿＿、＿＿＿＿＿。

四、论述题

试述硬支气管镜检查法及硬食管镜检查法的注意事项。

第4章 气管、支气管异物

了解：气管、支气管异物的诊断与治疗。

复习题

一、单项选择题

1. 临床上最多见的外源性异物为（　　　）。
   - A. 植物性异物
   - B. 动物性物
   - C. 矿物性物
   - D. 化学合成品
   - E. 金属异物

2. 呼吸道异物中，最常见的是（　　　）。
   - A. 右侧支气管异物
   - B. 左侧支气管异物
   - C. 声门裂
   - D. 气管异物
   - E. 喉腔

3. 气管异物临床表现不包括（　　　）。
   - A. 剧烈呛咳、憋气
   - B. 两肺呼吸音不一致
   - C. 拍击音
   - D. 哮鸣音
   - E. 窒息

4. 呼吸道异物的 X 线征象不包括（　　　）。
   - A. 异物影像
   - B. 肺不张
   - C. 肺气肿
   - D. 肺门淋巴结肿大
   - E. 纵隔摆动

5. 经直接喉镜气管异物取出的方法为（　　）。

  A. 钳口上下张开，在患者呼吸或咳嗽时钳住上冲的异物取出

  B. 钳口上下张开，在患者呼气或咳嗽时钳住上冲的异物，再旋转取出

  C. 钳口上下张开，边张开边推进，钳住异物后取出

  D. 钳口左右张开，在患者呼气或咳嗽时钳住异物取出

  E. 钳口左右张开，边开闭边推进，钳住异物后取出

二、多项选择题

1. 支气管异物致阻塞性肺气肿的 X 线透视具体表现包括（　　）。

  A. 膈肌下降，活动度较差　　　　　　B. 患侧肺部透亮度增加

  C. 患侧肺组织密度增高　　　　　　　D. 呼气时心脏及纵隔推向健侧

  E. 吸气时心脏及纵隔移向患侧

2. 阻塞性肺不张 X 线征象包括（　　）。

  A. 心脏及纵隔向病变侧移位，呼吸时保持不变

  B. 患侧肺叶阴影较深

  C. 可有纵隔摆动

  D. 健侧常有代偿性肺气肿

  E. 患侧膈肌上升，肋间隙缩小

3. 小儿无麻气管、支气管异物取出术的风险较大，其原因为（　　）。

  A. 肺通气受限　　　　　　　　　　　B. 肺换气受限

  C. 引发喉痉挛　　　　　　　　　　　D. 缺氧

  E. 二氧化碳潴留

三、填空题

1. 呼吸道异物取出术的麻醉方法一般为_____。

2. 气管、支气管异物的症状和体征分为 4 期，分别是_____、_____、_____、_____。

四、论述题

试述气管、支气管异物取出术前注意事项。

第5章 食管异物

学习要求

熟悉：食管异物的诊断。

了解：食管异物的治疗。

重点与难点

食管异物的检查方法主要有间接喉镜检查、X线或CT检查、食管镜检查。若疑有食管穿孔时，应禁用钡餐食管造影，可改碘油食管造影。疑食管穿孔者，不宜采用饮水试验。若出现颈部皮下气肿，提示食管穿孔可能。

复习题

一、单项选择题

1. 患者，女性，45岁，吃鱼后出现吞咽困难，咽喉部检查未见异物，考虑为食管异物，应首先做哪一项检查以协助诊断（   ）。

A. 胸部CT扫描　　　　　　　　　B. 胸部正侧位片

C. 食管钡餐检查　　　　　　　　D. 食管镜检查

E. 饮水试验

2. 关于食管中段异物，以下哪项不正确（   ）。

A. 是指嵌顿于食管第2狭窄处的异物　　B. 常表现为胸骨后疼痛

C. 常伴有胸骨上窝处疼痛　　　　　　D. 食管镜检查可见搏动

E. 可引起致命性大出血

二、多项选择题

1. 食管异物的临床表现有(　　　)。

A. 吞咽困难　　　　　　　　　　B. 吞咽疼痛

C. 呼吸困难　　　　　　　　　　D. 颈部活动受限

E. 发热

2. 患者,男性,34 岁,吃鱼后出现吞咽困难,颈部气肿,考虑为食管异物,食管穿孔,此时不宜进行的检查包括(　　　)。

A. CT 检查　　　　　　　　　　B. 胸部正侧位片

C. 饮水试验　　　　　　　　　　D. 食管钡餐检查

E. 间接喉镜检查

3. 食管异物伴食管穿孔可能出现的并发症包括(　　　)。

A. 气管食管瘘　　　　　　　　　B. 食管周围炎

C. 纵隔气肿　　　　　　　　　　D. 纵隔炎

E. 大出血

三、填空题

1. 食管异物疑有＿＿＿＿＿＿＿时,应禁用钡餐食管造影。

2. 食管异物取出术一般在＿＿＿＿＿＿＿麻下进行。

3. 食管异物最常见于＿＿＿＿＿＿＿,又称第 1 狭窄,由环咽肌收缩所致,距上切牙约＿＿＿＿＿＿＿ cm。

4. 食管第 2 狭窄距上切牙约＿＿＿＿＿＿＿ cm,若此处异物未及时取出,导致食管穿孔,可引起＿＿＿＿＿＿＿大出血。

四、论述题

简述食管异物的诊断及治疗原则。

第6章 食管腐蚀伤

了解：食管腐蚀伤的治疗。

复习题

一、单项选择题

1. 患者,男性,26岁,误饮氢氧化钠溶液,损伤食管横纹肌,该患者食管腐蚀伤属于(　　)。

    A. 1度   B. 2度

    C. 3度   D. 4度

    E. 5度

2. 患者,男性,34岁,误饮氢氧化钠溶液,导致食管损伤,并发食管穿孔,以下治疗方法错误的是(　　)。

    A. 补液   B. 使用广谱抗菌药物

    C. 解痉   D. 使用肾上腺皮质激素

    E. 使用镇静剂

二、多项选择题

1. 食管腐蚀伤的局部并发症包括(　　)。

    A. 出血   B. 食管穿孔

    C. 食管瘢痕狭窄   D. 胃肠穿孔

    E. 喉水肿

2. 治疗酸性化学物导致的食管腐蚀伤,可选用以下哪些中和剂(　　)。

    A. 肥皂水   B. 氧化镁乳剂

C. 氢氧化铝凝胶　　　　　　　　　D. 碳酸氢钠

E. 碳酸钙

三、填空题

1. 临床上食管腐蚀伤按病程分为＿＿＿＿＿、＿＿＿＿＿、＿＿＿＿＿三期。

2. 从腐蚀伤的病理分型可分为＿＿＿＿＿炎症、＿＿＿＿＿炎症及＿＿＿＿＿炎症。

3. 食管腐蚀伤由强酸强碱损伤食管所致,其中＿＿＿＿＿腐蚀剂局部损伤重,＿＿＿＿＿腐蚀剂全身症状重。

第 7 章 食 管 炎

了解：食管炎的治疗。

复习题

一、多项选择题

慢性食管炎的病理变化包括（　　）。

A. 食管黏膜鳞状上皮细胞增生　　　　B. 黏膜下炎性细胞浸润

C. 食管黏膜弥漫性充血水肿　　　　　D. 瘢痕挛缩

E. 食管黏膜表面覆有散在假膜

二、填空题

1. 急性食管炎的典型临床症状为_____、_____。

2. 慢性食管炎主要发生在食管_____段。

第 5 篇

耳 科 学

第1章　耳的临床解剖学

学习要求

掌握：鼓膜的解剖标志，中耳鼓室六壁的重要结构，鼓室内容物（听骨链、肌肉、神经），骨迷路、膜迷路、蜗神经及前庭神经末梢感受器。

熟悉：外耳道软骨部皮肤特点，鼓室、鼓窦、乳突、咽鼓管的毗邻关系，乳突的气化类型，内、外淋巴液，基底膜科蒂（Corti）器。

了解：外耳各部的解剖名称，上、中、下、后鼓室。

重点与难点

一、外耳解剖

外耳包括耳郭及外耳道。

二、中耳解剖

中耳包括鼓室、咽鼓管、鼓窦及乳突4个部分。

1. 鼓室

（1）鼓室由颞骨岩部、鳞部、鼓部及鼓膜围绕而成，以鼓膜紧张部上下边缘为界，将鼓室分为上、中、下三部分。上鼓室为鼓膜紧张部上缘以上的部分，内径约6 mm。中鼓室为鼓膜紧张部上、下缘之间的鼓室腔。下鼓室为鼓膜紧张部下缘平面以下的部分。

（2）鼓室有六壁，分别为外、内、前、后、顶、底壁。

1）外壁：膜部较大，即鼓膜。鼓膜分为紧张部及松弛部。鼓膜表面的解剖标志有鼓膜脐、锤凸、锤纹、锤骨前、后襞以及光锥。可将鼓膜分为前上、前下、后上、后下四个象限。

2）内壁：重要解剖结构有鼓岬、前庭窗（卵圆窗）、蜗窗（圆窗）、圆窗膜（第二鼓膜）、面神经管水平部、匙突。

3）前壁：即颈动脉壁，其下部以极薄的骨板与颈内动脉相隔，上部有两个口，上方为鼓膜张肌半管的开口，下为咽鼓管半管的鼓室口。

4）后壁：即乳突前壁。后壁上方有鼓窦入口。鼓窦入口的内侧有外半规管凸。鼓窦入口、砧骨短脚、外半规管隆突均为术中定位面神经的解剖标志。

5）鼓室上壁：即鼓室盖，分隔鼓室与颅中窝。

6）鼓室下壁：即颈静脉壁，由一薄骨板将鼓室与颈内静脉和静脉球分隔。

（3）鼓室内容物包括听小骨、韧带、肌肉和神经。

1）听骨：由锤骨、砧骨、镫骨组成听骨链。

2）韧带：连接听骨的韧带有锤上韧带、锤前韧带、锤外侧韧带、砧骨上韧带、砧骨后韧带、镫骨环韧带。

3）肌肉：鼓膜张肌、镫骨肌。

4）神经：鼓岬表面有舌咽神经的鼓室支 Jacobson 神经分布，另外面神经分支的鼓索神经也走行于鼓室内。

2. 咽鼓管：为沟通鼓室与鼻咽的管道，成人全长约 35 mm。小儿咽鼓管接近水平，短、直、管腔大，故咽部感染易入鼓室。

3. 鼓窦：是鼓室与乳突的通道。

4. 乳突：依据气房发育程度，乳突可分为气化型、板障型、硬化型和混合型 4 种。

三、内耳解剖

内耳又名迷路，位于颞骨岩部内，含有听觉与位觉重要感受装置。内耳从解剖学角度可分为耳蜗、前庭和半规管三部分。从组织学角度看，内耳由骨迷路、膜迷路和淋巴液组成。

1. 骨迷路包括前庭、骨半规管和耳蜗。

（1）前庭：位于耳蜗与半规管之间。

（2）骨半规管：有三对，分别为外（水平）、前（上垂直）、后（垂直）半规管，管内充满外淋巴液，起到感知运动和体位，调节身体平衡的作用。

（3）耳蜗：由中央的蜗轴与周围的骨蜗管组成。骨蜗管内共有三个管腔：上方者名前庭阶，自前庭开始；中间为膜蜗管，又名中阶；下方者名鼓阶，起自蜗窗，为蜗窗膜所封闭。

2. 膜迷路由膜管和膜囊组成，可分为椭圆囊、球囊、膜半规管及膜蜗管，各部相通。

（1）椭圆囊：位于前庭内，囊壁有椭圆囊斑，感知位觉。

（2）球囊：位于前庭内，内前壁有球囊斑，感知位觉。

（3）膜半规管：借 5 孔与椭圆囊相通。

（4）膜蜗管：又名中阶或蜗管，膜蜗管有上、下、外三壁。上壁为前庭膜，与前庭阶相隔；下壁为基底膜，与鼓阶相隔。Corti 器是由内、外毛细胞和支柱细胞、胶状盖膜等组成的螺旋器，是听觉感受器的主要部分。

3. 内耳的血供：来自小脑前下动脉或基底动脉分出的迷路动脉，少数来自耳后动脉的茎乳动脉的分支。

复习题

一、单项选择题

1. 鼓室内外径最宽的是（　　）。
   - A. 上鼓室
   - B. 中鼓室
   - C. 下鼓室
   - D. 后鼓室
   - E. 前鼓室

2. 关于鼓膜描述有误的是（　　）。
   - A. 位于外耳道和鼓室之间
   - B. 组成鼓室外壁
   - C. 分为紧张部和松弛部
   - D. 透明
   - E. 紧张部分为三层

3. 第二鼓膜是指（　　）。
   - A. 紧张部鼓膜
   - B. 松弛部鼓膜
   - C. 前庭膜
   - D. 圆窗龛膜
   - E. 圆窗膜

4. 以下不属于鼓室内壁的结构是（　　）。
   - A. 前庭窗
   - B. 蜗窗
   - C. 鼓岬
   - D. 鼓膜
   - E. 面神经管凸

5. 成人咽鼓管全长为（　　）。
   - A. 15 mm
   - B. 25 mm
   - C. 35 mm
   - D. 45 mm
   - E. 55 mm

6. 关于耳郭描述有误的是（　　）。
   - A. 除耳垂外均由软骨组成
   - B. 炎症时疼痛剧烈
   - C. 血肿较容易吸收
   - D. 感染后易致软骨膜炎
   - E. 易冻伤

7. 关于椭圆囊描述有误的是（　　）。
   - A. 位于椭圆囊隐窝中
   - B. 椭圆囊斑也称位觉斑
   - C. 下端经连合管与蜗管相通
   - D. 囊壁上有椭圆囊斑
   - E. 后壁有5孔与3个半规管相通

8. 有关于总脚的描述正确的是（　　）。
   - A. 前半规管外端与后半规管上端合成
   - B. 前半规管内端与后半规管上端合成
   - C. 后半规管上端与水平半规管外端合成
   - D. 后半规管下端与前半规管内端合成
   - E. 水平半规管内端与前半规管内端合成

9. Corti 器位于（　　　）。

    A. 前庭膜　　　　　　　　　　　　B. 耳石膜

    C. 鼓膜　　　　　　　　　　　　　D. 基底膜

    E. 蜗窗膜

10. 清理外耳道时引发咳嗽是由于刺激了（　　　）。

    A. 下颌神经耳颞支　　　　　　　　B. 迷走神经耳支

    C. 耳大神经　　　　　　　　　　　D. 枕小神经

    E. 面神经分支

二、多项选择题

1. 中耳包括（　　　）。

    A. 鼓室　　　　　　　　　　　　　B. 鼓窦

    C. 乳突　　　　　　　　　　　　　D. 半规管

    E. 咽鼓管

2. 正常鼓膜表面解剖标志包括（　　　）。

    A. 鼓膜脐　　　　　　　　　　　　B. 锤骨短突

    C. 锤纹　　　　　　　　　　　　　D. 光锥

    E. 液平线

3. 与成人相比，小儿咽鼓管（　　　）。

    A. 较短　　　　　　　　　　　　　B. 较长

    C. 较细　　　　　　　　　　　　　D. 较宽

    E. 较平直

4. 依据气化类型，乳突可分为（　　　）。

    A. 单纯型　　　　　　　　　　　　B. 气化型

    C. 板障型　　　　　　　　　　　　D. 硬化型

    E. 混合型

5. 关于鼓室的描述有误的是（　　　）。

    A. 位于鼓膜与内耳之间　　　　　　B. 有六壁

    C. 内含听小骨　　　　　　　　　　D. 血供主要来自颈内动脉

    E. 与外界不相通

三、填空题

1. 外耳包括_____及_____。

2. 除耳垂外，耳郭其余部分均由_____支架，外覆_____和皮肤。

3. 外耳道起自耳甲腔底，向内直至_____，长约_____，由软骨部和骨部构成，软骨部约占_____，骨部约占_____。

4. 中耳包括_____、_____、_____及_____四个部分。

5. 以鼓膜紧张部上下边缘为界，可将鼓室分为_____、_____、_____三个部分。

6. 鼓室有六个壁,分别为 _____ 、_____ 、_____ 、_____ 、_____ 、
_____壁。

7. 由锤骨柄之延长线及通过鼓膜脐与锤骨柄相垂直的假想线可将鼓膜分为_____、
_____、_____、_____四个象限。

8. 前庭窗又名_____,位于鼓岬_____之小凹内,蜗窗又名_____,位于鼓岬
_____之小凹内,为园窗膜所封闭。

9. 鼓室内容物包括_____,维持听骨正常位置与生理功能的_____及鼓室肌肉。

10. 咽鼓管为沟通_____与_____的管道,成人全长约_____。

11. 内耳又名_____,含有_____与_____重要感受装置。

12. 膜迷路含有_____淋巴,骨迷路与膜迷路之间充满_____淋巴。

四、名词解释

1. 外耳道峡部
2. 第二鼓膜
3. 鼓窦
4. 位觉斑
5. 科蒂(Corti)器

五、论述题

1. 试述鼓膜的解剖标志。
2. 试述骨迷路与膜迷路的组成。

第 2 章　耳的生理学

熟悉：外耳、中耳、内耳的主要生理功能。
了解：声传导的路径及听觉平衡功能。

重点与难点

耳的主要生理功能为司听觉与平衡觉。

声音传入内耳的途径有两种，一为空气传导；另一途径为骨传导。正常情况下以空气传导为主，声波→外耳→鼓膜→听骨链→前庭窗→内、外淋巴→螺旋器→听神经→听觉中枢。骨传导是指声波直接经过颅骨途径使外淋巴产生相应的波动，并激动耳蜗的 Corti 器产生听觉，有移动式骨导与压缩式骨导两种方式。

1. 外耳主要生理功能：传递声波及扩音作用，保护耳的深部结构及保持耳道深部温度恒定的作用。

2. 中耳的生理功能：传音、阻抗匹配和增压效应。

（1）鼓膜具有增压的生理功能。

（2）听骨链的杠杆作用。

（3）咽鼓管的生理功能：维持中耳内外的压力平衡；引流中耳的分泌物；防止经鼻咽部的逆行性感染；阻声和消声作用。

3. 内耳的生理功能：主听觉、平衡觉功能。

复习题

一、单项选择题

1. 外耳道的最佳共振频率是（　　）。

A. 1800 Hz   B. 2800 Hz

C. 3800 Hz
D. 4800 Hz

E. 5800 Hz

2. 外耳道的生理功能有误的是(　　)。

A. 外耳道具有传递声波及扩音的作用

B. 可与波长2倍于管长的声波产生最大共振增压作用

C. 外耳道具有保护耳深部结构的作用

D. 外耳道可以保持耳深部的温度恒定

E. 在最佳共振时,声音传导到鼓膜可增加10~20 dB

3. 咽鼓管的功能哪一项是有误的(　　)。

A. 压力平衡
B. 引流作用

C. 阻声作用
D. 传声增压

E. 防逆行感染

二、多项选择题

1. 中耳的功能有(　　)。

A. 传音
B. 扩音

C. 阻抗匹配
D. 增压

E. 保持平衡

2. 前庭感受器的生理功能有误的是(　　)。

A. 半规管的生理功能为感受正负角加速度刺激

B. 球囊斑感受头在额状面上的静平衡

C. 椭圆囊斑感头在矢状面上的静平衡

D. 椭圆囊斑影响四肢内收肌和外展肌的张力

E. 椭圆囊斑影响四肢的伸肌与屈肌的张力

三、填空题

正常情况下,空气传导的途径为:声波→外耳→_____→_____→前庭窗→内、外淋巴→_____→听神经→听觉中枢。

四、论述题

试述前庭末梢感受器的生理功能。

第3章 耳的检查法

学习要求

掌握：耳的一般检查法，音叉检查法。

熟悉：咽鼓管功能检查、纯音听力检查、声导抗检查。

了解：咽鼓管吹张、咽鼓管造影术、荧光素试验等检查。

重点与难点

一、听功能

1. 音叉试验：是门诊最常见的检查手段之一。

(1) 林纳试验(Rinne test，RT)：比较受检耳气导和骨导听觉时间的长短，气导＞骨导表示 RT 阳性(＋)，提示正常或感音神经性聋；气导＜骨导表示 RT 阴性(－)，提示传导性聋，气导＝骨导，以"(±)"表示，提示中度传导性聋或混聋。

(2) 韦伯试验(Weber test，WT)：比较双耳骨导听力，偏向患侧或较重侧提示传导性聋，偏向健侧提示感音神经性聋；双侧相等提示正常听力或双侧听力损失相等。

(3) 施瓦巴赫试验(Schwabach test，ST)：比较受检者与正常人的骨导听力，骨导延长为阳性(＋)，提示传导性聋，骨导缩短为阴性(－)，提示感音神经性聋，骨导相等(±)为正常。

(4) 盖来试验(Glle test，GR)：检查镫骨是否活动，音叉声在由强变弱的过程中有强弱波动为阳性(＋)，提示正常，没有强弱波动为阴性( )，提示耳硬化或听骨链固定。

2. 纯音听力检查法：普通纯音听力计能发生频率范围为 125～8000 Hz 的纯音，可将其分为低、中、高三个频段。250 Hz 以下为低频段，500～2000 Hz 为中频段，又称语频段，4000 Hz 以上为高频段。

根据纯音听阈图的不同特点，可对耳聋做出初步诊断。

(1) 传导性聋：骨导正常或接近正常；气导听阈提高；气骨导间有间距，间距一般不大

120

于 60 dB。

(2)感音神经性聋:气、骨导曲线一致性下降,气骨导间无差距。

(3)混合性聋:兼有传导性聋与感音神经性聋的听力曲线特点,气、骨导曲线一致性下降,但存在一定的气骨导间距。

3．声导抗测试:是客观测试中耳传音系统和脑干听觉通路功能的方法。

(1)鼓室导抗图的常见曲线类型及其意义如下。

A 型:正常的中耳功能图形。

As 型:可见于中耳劲度增加的病变,如耳硬化、鼓室硬化症、鼓膜增厚等。

Ad:常见于鼓膜松弛、鼓膜萎缩及鼓膜穿孔愈合后,也可见于听骨链中断。

B 型:常见于鼓室积液、粘连性中耳炎、鼓膜穿孔伴咽鼓管完全阻塞。

C 型:常见于咽鼓管功能不良、鼓室积液。

(2)镫骨肌反射:正常耳诱发镫骨肌声反射的声音强度为 70～100 dB。临床上镫骨肌反射主要应用于估计听觉敏度,鉴别传导性与感音性聋,帮助识别非器质性聋,周围性面瘫的定位和预后预测,并为蜗后及脑干病变提供诊断依据。

二、前庭功能检查

1．前庭功能检查的主要目的在于了解前庭功能状态,并为定位诊断提供依据。包括平衡及协调功能检查以及眼动检查。

2．眼球震颤简称眼震,为眼球的一种不随意的节律性运动。前庭性眼震由交替出现的慢相和快相运动组成。常用的眼震检查法为裸眼检查法、Frenzel 眼镜检查法和眼震电图描记法等。

3．眼动检查方法主要包括自发性眼震检查法等。

4．前庭眼动检查主要是检查半规管功能。主要包括冷热试验、旋转试验。

复习题

一、单项选择题

1．鼓膜完整者咽鼓管检查有误的是( )。

　　A. 吞咽试验法　　　　　　　　　　B. 鼓室滴药法

　　C. 咽鼓管吹张法　　　　　　　　　D. 声导抗仪检查法

　　E. 咽鼓管纤维内镜检查法

2．韦伯试验是用来( )。

　　A. 比较耳气导与骨导的长短　　　　B. 比较患者与正常人的骨导听力

　　C. 检查镫骨是否活动　　　　　　　D. 比较患者两耳的骨导听力

　　E. 比较患者两耳的气导听力

3．传导性聋的纯音听阈图特征描述有误的是( )。

　　A. 骨导正常或接近正常值　　　　　B. 气导听阈提高

　　C. 气导骨导间有间距　　　　　　　D. 气导骨导间距一般小于 60 dB

　　E. 多是双侧对称性高频段听阈提高

4. 有关声导抗的叙述哪一项是有误的(　　)。

　　A. 鼓膜平面的静态声顺值,代表中耳传音系统的活动度

　　B. 鼓室导抗图又称声顺图或鼓室功能曲线

　　C. 声顺图可以反映鼓室内各种病变情况

　　D. 鼓膜与听骨链复合病变时,曲线可不典型

　　E. 仅测试鼓膜被正压压紧时的等效容积毫升数

5. 鼓室导抗图中,提示鼓室积液的鼓室压图是(　　)。

　　A. A 型　　　　　　　　　　　　B. As 型

　　C. Ad 型　　　　　　　　　　　 D. B 型

　　E. C 型

6. 关于眼震的叙述,错误的是(　　)。

　　A. 为眼球的一种不随意的节律性运动

　　B. 前庭性眼震由交替出现的慢相与快相组成

　　C. 通常将慢相所指的方向作为眼震方向

　　D. 快相为中枢矫正性运动

　　E. 前庭系的周围性病变及中枢性病变均可引起眼震

7. 周围型眼震描述正确的是(　　)。

　　A. 为垂直性、旋转性或对称性

　　B. 方向无快慢性

　　C. 强度固定

　　D. 可有自主神经症状,严重程度与眼震强度一致

　　E. 可有自主神经症状,严重程度与眼震强度相反

8. 主要用于诊断良性阵发性位置性眩晕的检查是(　　)。

　　A. 冷热试验　　　　　　　　　　B. 旋转试验

　　C. 凝视试验　　　　　　　　　　D. 变位性眼震检查

　　E. 摇头眼震

二、多项选择题

1. 音叉试验描述有误的是(　　)。

　　A. 是门诊常用的听力检查方法之一

　　B. 检查时,检查者手持叉臂

　　C. 检查气导听力时,将振动的叉臂置于距鼓膜 1 cm 处

　　D. 检查气导听力时,双叉臂末端应与外耳道处于同一平面

　　E. 检查骨导听力时,应将叉柄末端的底部压置于颅面上或鼓窦区

2. 镫骨肌反射检查临床可用于(　　)。

　　A. 估计听敏度　　　　　　　　　B. 鉴别传导性与感音性聋

　　C. 帮助辨别非器质性聋　　　　　D. 周围型面瘫的定位和预后估计

　　E. 为蜗后及脑干病变提供诊断依据

3. 听性脑干反应测听临床可用于(　　)。

　　A. 新生儿及婴幼儿听力筛选

　　B. 鉴别器质性及功能性聋

　　C. 诊断桥小脑角占位病变

　　D. 为多发性硬化、脑外伤等疾病的定位诊断提供依据

　　E. 判断耳蜗外毛细胞的功能

4. 有关 Frenzel 眼镜检查法描述有误的是(　　)。

　　A. 为常用的眼震检查之一

　　B. 检查时受试者佩戴镜旁装有小灯泡的凸透镜

　　C. 凸透镜可增强固视对眼震的影响

　　D. 凸透镜的放大及灯泡的照明可使眼震更容易被察觉

　　E. 眼震强度可分为 5 度

5. 眼震电图描记法描述正确的是(　　)。

　　A. 是一种记录眶周电极间电位差的仪器

　　B. 可提供振幅、频率及慢相角速度等各种参数

　　C. 可在暗室或亮室中进行

　　D. 睁眼检查可消除固视的影响

　　E. 不能记录旋转性眼震

三、填空题

1. 音叉试验时,检查气导听力时,将振动的叉臂置于患者外耳道口＿＿＿＿处,双叉臂末端应与外耳道口处于＿＿＿＿,检查骨导时,应将叉柄末端的底部压置于颅面＿＿＿＿上或者＿＿＿＿上。

2. 通常眼震方向是指＿＿＿＿所指的方向。根据眼震方向的不同,眼震可分为水平性、＿＿＿＿、＿＿＿＿和对角性眼震,可联合出现。

四、名词解释

1. 听阈

2. 病理性听觉适应

3. 安纳贝尔征(Hennebert sign)

五、论述题

1. 简述鼓室导抗图的常见类型及临床意义。

2. 描述自发性眼震的分类及各自特点。

第4章　先天性耳畸形

学习要求

了解：先天性耳郭、外耳、中耳、内耳畸形的表现。

复习题

一、单项选择题

1. 先天性耳前瘘管的治疗正确的是（　　　）。

    A. 无感染可不做处理

    B. 无症状时也应使用局部抗菌药物

    C. 急性感染时应使用全身抗菌药物和手术

    D. 形成脓肿时应立即行手术切除

    E. 手术治疗时只需将瘘管切除，无需处理分支

2. 关于先天性外耳及中耳畸形描述有误的是（　　　）。

    A. 一般分为 3 级，分级越高畸形程度越高

    B. 发现外耳及中耳畸形患者，不仅要对畸形程度进行评估，还要测评对患者听力的影响

    C. 对双耳畸形患者应尽早植入人工中耳

    D. 行耳郭再造手术一般要至 7 周岁左右

    E. 畸形根据不同程度行不同手术进行校正

3. 先天性耳前瘘管瘘口多位于（　　　）。

    A. 耳轮脚前　　　　　　　　　　B. 耳郭软骨

    C. 颞筋膜表面　　　　　　　　　D. 颞筋膜深面

    E. 耳垂后方

二、多项选择题

先天性内耳畸形正确的是（　　　）。

A. 常见的是大前庭导水管综合征和先天性耳蜗畸形

B. 一般通过 CT 诊断

C. 根据耳蜗的不同形状将先天性耳蜗畸形分为 5 型

D. 主要的表现为感应神经性聋、眩晕等

E. 电子耳蜗植入术是最主要的治疗手段

第5章 耳外伤

学习要求

掌握：鼓膜损伤的临床表现及治疗。

熟悉：常见的耳郭损伤。

了解：颞骨骨折的分类。

重点与难点

一、鼓膜损伤

治疗：早期应用抗菌药物预防感染，保持外耳道内干燥，外耳道内禁止冲洗及滴药。较大穿孔长期不愈合者可行鼓膜修补术。中耳已发生化脓性感染者，需加强全身抗感染治疗及局部清洁。

二、颞骨骨折

1. 分类：颞骨骨折分为3型，纵行骨折、横行骨折、混合型。不同类型的骨折临床症状也不相同。

2. 检查诊断：主要通过颞骨CT确认。

3. 治疗：原则为预防控制感染，全身应用抗菌药物及对症处理。

复习题

一、单项选择题

1. 鼓膜损伤的叙述有误的是(　　　)。

A. 主要表现为耳痛、耳闷、耳出血、听力下降

B. 不需要早期使用抗菌药物预防感染

C. 保持外耳道干燥

D. 一般 3～4 周后穿孔可自行愈合

E. 外耳道检查时可见血液渗出或水样液渗出

2. 颞骨骨折的描述有误的是( )。

A. 颞骨骨折常波及中耳、内耳及面神经

B. 根据骨折线与岩谷长轴的关系将骨折分为 3 型

C. 常表现为出血、脑脊液漏、听力下降等症状

D. 纵行骨折出现前庭功能丧失

E. 颞骨 CT 为最主要的诊断手段

3. 颞骨骨折最常见的类型是( )。

A. 纵行骨折　　　　　　　　　B. 横行骨折

C. 混合型骨折　　　　　　　　D. 开放型骨折

E. 岩尖骨折

4. 颞骨横行骨折面瘫发生率为( )。

A. 20%　　　　　　　　　　　B. 30%

C. 40%　　　　　　　　　　　D. 50%

E. 60%

二、名词解释

颞骨纵行骨折

第6章 外耳疾病

掌握：耵聍栓塞、外耳道炎、疖、外耳道胆脂瘤的临床表现及处理。

熟悉：外耳道湿疹、症状与处理。外耳道异物的治疗方法。

了解：耳郭假性囊肿及耳郭化脓性软骨膜炎。

重点与难点

一、耵聍栓塞

治疗：栓塞之耵聍可用耵聍钩钩出，难以取出者可用3‰～5‰碳酸氢钠溶液或1‰～2‰酚甘油等滴耳待软化后取出。

二、外耳道异物

治疗：小异物，可用耵聍钩直接取出，如异物较大，需于局麻或全身麻醉下取出。

三、外耳道湿疹

外耳道湿疹分为急性、亚急性和慢性三类。

治疗：①病因治疗；②全身治疗：口服抗过敏药物；③局部治疗：根据渗液情况选用不同外用药物。

四、外耳道疖

外耳道疖发生于外耳道软骨部，是外耳道皮肤的急性局限性化脓性炎症。

治疗：①局部治疗：使用外用药物外敷患处，必要时可切开疖肿。②全身治疗：使用全身抗菌药物。

五、外耳道炎

外耳道炎或称弥漫性外耳道炎,是细菌感染所致的外耳道弥漫性非特异性炎症。分为急、慢性两种。需与急慢性外耳道湿疹进行鉴别。

治疗:控制感染,清洁局部,引流通畅,促使干燥,同时应积极治疗感染病灶,加强全身相关疾病的诊治。

六、耳郭假性囊肿

耳郭假性囊肿是耳郭软骨夹层内的非化脓性浆液性积液,形成囊肿样隆起,因非真正的囊性结构,故称假性囊肿。

治疗:①物理疗法;②穿刺抽液、局部压迫;③囊内注射药物;④手术。

七、耳郭化脓性软骨膜炎

耳郭化脓性软骨膜炎是耳郭软骨膜的急性化脓性炎症,耳郭损伤后在软骨和软骨膜间有脓液形成,常引起较严重的疼痛并可导致软骨坏死及耳郭畸形。

治疗:早期全身应用足量抗菌药物控制感染,如已形成脓肿,切开引流、清除脓液,刮除肉芽组织及坏死软骨。

八、外耳道胆脂瘤

含有胆固醇结晶的脱落上皮团块阻塞外耳道形成外耳道胆脂瘤,又称外耳道阻塞性角化病。

治疗:无合并感染的胆脂瘤,清除方法同耵聍取出术。合并感染时,应注意控制感染。

复习题

一、单项选择题

1. 外耳湿疹的治疗正确的是(　　　)。
   A. 渗液较多可清理渗液和痂皮后,用生理盐水湿敷
   B. 渗液不多时,局部涂擦 2% 甲紫溶液
   C. 局部干燥可使用炉甘石洗剂
   D. 皮肤增厚可使用 10% 的氧化锌软膏
   E. 可局部使用红外线照射

2. 不符合外耳道疖的脓液特点的是(　　　)。
   A. 量少　　　　　　　　　　　B. 稠厚
   C. 黏脓液　　　　　　　　　　D. 无黏液
   E. 有时带血

3. 有关外耳道疖的描述有误的是(　　　)。
   A. 早期外耳道软骨部局限性红肿,触痛明显
   B. 牵拉耳郭或按压耳屏时疼痛加重

C. 脓肿成熟后,红肿处变软,顶部有黄色脓点

D. 脓肿破溃后有少量脓液流出

E. 外耳道后上方可见胆脂瘤上皮

4. 外耳道炎的描述有误的是( )。

A. 湿热地带发病较高

B. 主要表现为灼热、疼痛、外耳道充血肿胀

C. 症状加重可出现外耳道皮肤破溃、流脓

D. 治疗原则是清洁外耳道,保证局部湿润、清洁、引流通畅

E. 疼痛剧烈可使用镇静止痛药物

5. 关于耵聍栓塞哪项有误( )。

A. 主要症状为耳堵塞感、耳鸣和耳聋

B. 多数患者可无症状

C. 可因吸水膨胀而致症状加重

D. 合并外耳道炎可有耳痛等症状

E. 外耳道内有灰白色团块,多与外耳道壁紧密相贴

6. 外耳道异物的取出方法有误的是( )。

A. 嵌顿于外耳道的耵聍块可用耵聍钩直接钩出

B. 昆虫类异物可先用油类或乙醇等将其先杀死或麻醉后再取出

C. 被水泡胀的豆类异物可用 95% 乙醇将其先收缩后再取出

D. 外耳道继发感染者应先抗感染治疗,炎症消退后再取出

E. 异物较大或嵌顿较紧,可行耳内切口取出异物

7. 关于外耳道假性囊肿的描述有误的是( )。

A. 囊肿的位置在软骨与软骨膜之间

B. 肿胀范围清楚,皮肤可见红肿,透光度良好

C. 一般不侵袭至耳郭背后

D. 穿刺可抽吸出淡黄色液体,培养不见细菌

E. 穿刺抽液、局部压迫是治疗的最常见手段

8. 耳郭化脓性软骨膜炎的描述正确的是( )。

A. 最常见的致病菌为金黄色葡萄球菌

B. 脓液多形成在皮下组织与软骨之间

C. 主要表现为耳郭胀痛、红肿、增厚,听力下降

D. 未成脓时,应全身应用足量敏感抗菌药物

E. 已成脓,在局麻下清除脓液、刮除肉芽组织,切除坏死软骨

9. 有关耵聍栓塞和外耳道胆脂瘤的治疗有误的是( )。

A. 栓塞的耵聍可用耵聍钩取出

B. 并发外耳道炎应采取相应的抗感染治疗

C. 并发外耳道炎应尽快取出

D. 难以取出的耵聍可在 5% 碳酸氢钠溶液滴耳后取出

E. 难以取出的外耳道胆脂瘤可在 1% 酚甘油滴耳后冲洗

二、多项选择题

1. 符合外耳道疖治疗原则的是(　　)。
   A. 早期应用抗菌药物　　　　　　　　B. 疼痛剧烈服用镇静止痛药物
   C. 局部理疗　　　　　　　　　　　　D. 积极治疗感染病灶
   E. 加强全身相关疾病的治疗
2. 符合外耳道炎治疗原则的是(　　)。
   A. 控制感染　　　　　　　　　　　　B. 服用镇静药物
   C. 清除脓痂,促进干燥　　　　　　　D. 积极治疗感染病灶
   E. 加强全身有关疾病治疗
3. 关于外耳道胆脂瘤的叙述正确的是(　　)。
   A. 实质是含有胆固醇结晶的脱落上皮团块
   B. 其表面被多层鳞片状物质包裹
   C. 清除后可见外耳道骨质遭破坏、吸收、外耳道骨部明显扩大
   D. 可致鼓膜破坏
   E. 侵犯鼓索神经可引起同侧味觉减退

三、填空题

耵聍是外耳道_____皮肤内_____的分泌物,若耵聍堆积成团堵塞外耳道,称为_____。

四、名词解释

1. 外耳道疖
2. 耳郭假性囊肿
3. 外耳道胆脂瘤

五、论述题

试述外耳道胆脂瘤的症状及处理。

第7章 中耳疾病

学习要求

掌握：分泌性中耳炎、急性中耳炎、慢性化脓性中耳炎的临床表现及治疗。

熟悉：大疱性鼓膜炎、急性乳突炎、胆脂瘤型中耳炎的临床表现及治疗。

了解：儿童急性化脓性中耳炎及乳突炎的病因及表现特点。

重点与难点

一、大疱性鼓膜炎

大疱性鼓膜炎表现为耳痛剧烈，有闷胀感，可有轻度听力障碍。应注意与一般急性鼓膜炎及急性化脓性中耳炎相鉴别。

二、分泌性中耳炎

分泌性中耳炎是以鼓室积液及传导性或混合性听力下降为主要特征的中耳非化脓性炎性疾病。中耳积液可为浆液或黏液。

1. 病因：主要与咽鼓管功能障碍、感染和免疫反应等因素有关。

2. 临床表现：①听力减退；②耳痛；③耳鸣。

3. 检查

(1) 鼓膜：松弛部或全鼓膜内陷，部分患者可透过鼓膜见到液平面。

(2) 听力检查：纯音听阈测试结果多为传导性聋。

4. 诊断：诊断的金标准是鼓气耳镜检查和鼓膜穿刺。

5. 治疗

(1) 治疗原则为清除中耳积液，改善中耳通气引流及病因治疗。采取鼓膜穿刺抽液、鼓膜切开术、鼓室置管术、咽鼓管吹张等治疗方法。

（2）积极治疗鼻咽或鼻腔疾病。

（3）药物治疗。

三、急性化脓性中耳炎

急性化脓性中耳炎为中耳黏膜的急性化脓性炎症，好发于儿童。感染主要通过3种途径：咽鼓管途径、外耳道鼓膜途径、血行感染。

1. 临床表现：①耳痛；②听力减退及耳鸣；③流脓；④全身症状：轻重不一，可有畏寒、发热、倦怠、食欲减退。

2. 检查

（1）耳镜检查：鼓膜穿孔前鼓膜松弛部充血，鼓膜穿孔处溢脓。

（2）听力检查：呈传导性聋。

（3）血常规：白细胞总数增多，鼓膜穿孔后血象渐趋正常。

3. 治疗：原则是控制感染，通畅引流并祛除病因。

（1）全身治疗：及早应用足量抗菌药物控制感染，务求彻底治愈。

（2）局部治疗：鼓膜穿孔前，可抗感染止痛。鼓膜穿孔后，吸尽脓液，局部应用抗菌药物滴耳，长期不愈可行鼓膜修补术。

（3）病因治疗：积极治疗鼻部及咽部慢性疾病。

四、急性乳突炎

常因中耳炎症侵入乳突，由于鼓窦入口的黏膜肿胀，乳突内脓液引流不畅，蓄积于气房，形成急性化脓性乳突炎。

五、儿童急性化脓性中耳炎及乳突炎

1. 临床表现：同成人比较具有一定特点，①全身症状较重，可发生惊厥；②儿童，尤其是婴幼儿不会陈述耳痛、耳鸣等局部症状，常表现为搔耳、摇头、烦躁不安、哭闹、夜啼；③婴幼儿鼓膜较厚，富有弹性，不易穿孔；即使中耳已蓄脓，鼓膜却无显著红肿等病变；④新生儿乳突未发育，仅有鼓窦，故2岁以内的小儿一般不发生急性化脓性乳突炎，而出现急性化脓性鼓窦炎。

2. 治疗：早期应用足量、足疗程、敏感抗菌药物，适时行鼓膜切开术，通畅引流。

六、慢性化脓性中耳炎与胆脂瘤中耳炎

慢性化脓性中耳炎临床上以耳内长期或间歇流脓、鼓膜穿孔及听力下降为特点。严重者可引起颅内、外并发症。

1. 慢性化脓性中耳炎分类：单纯型、胆脂瘤型和骨疡型。

2. 治疗：消除病因，控制感染，清除病灶，通畅引流，以及恢复听功能为原则。

（1）病因治疗：积极治疗上呼吸道疾病。

（2）局部治疗

1）单纯型：清除中耳分泌物使引流通畅，按不同病变情况选择局部用药，穿孔不愈者可行鼓膜成形术或鼓室成形术。

2）胆脂瘤中耳炎治疗：及早施行乳突手术达到以下目的：①彻底清除病变组织；②重建听力；③力求干耳的疗效，清除病灶，预防并发症。

3）骨疡型：引流通畅者，以局部用药为主；去除中鼓室肉芽；引流不畅或疑有并发症者，须行乳突手术。

复习题

一、单项选择题

1. 大疱性鼓膜炎的致病因素是（　　）。
   A. 霉菌
   B. 金黄色葡萄球菌
   C. 铜绿假单胞菌
   D. 变形杆菌
   E. 病毒

2. 分泌性中耳炎的治疗，下列哪项不属于清除中耳积液，改善通气引流（　　）。
   A. 鼓膜穿刺术
   B. 鼓膜切开术
   C. 鼓膜置管术
   D. 咽鼓管吹张
   E. 腺样体切除术

3. 分泌性中耳炎典型的鼓室压曲线是（　　）。
   A. A 型
   B. B 型
   C. C 型
   D. D 型
   E. 上述都不是

4. 不是鼓膜内陷特征的是（　　）。
   A. 光锥变短、变形
   B. 锤骨柄向后上移位
   C. 锤骨短突明显外突
   D. 前后皱襞夹角变大
   E. 光锥消失

5. 急性化脓性中耳炎最常见的感染途径是（　　）。
   A. 血行感染
   B. 淋巴道感染
   C. 鼓膜途径
   D. 咽鼓管途径
   E. 颅骨途径

6. 不是急性化脓性中耳炎常见症状的是（　　）。
   A. 耳痛
   B. 面瘫
   C. 听力减退及耳鸣
   D. 流脓
   E. 畏寒、发热等全身症状

7. 关于急性化脓性中耳炎检查结果描述有误的是（　　）。
   A. 锤骨短突突出，光锥消失
   B. 早期鼓膜松弛部充血
   C. 早期穿孔小，不易看清
   D. 乳突部可有轻压痛
   E. 鼓膜标志不清

8. 急性化脓性中耳炎鼓膜穿孔后临床症状变化的规律是（　　）。
   A. 体温急剧上升
   B. 耳痛加剧
   C. 耳聋加重
   D. 耳漏

E. 全身症状加重

9. 不是急性化脓性中耳炎全身治疗原则的是( )。

    A. 早期足量应用抗菌药物

    B. 穿孔后可取脓液进行细菌培养及药敏

    C. 低盐饮食,少饮水

    D. 全身症状重可给予支持疗法

    E. 注意休息,疏通大便

10. 关于儿童急性化脓性中耳炎及乳突炎易于发病原因描述错误的是( )。

    A. 咽鼓管的解剖特点   B. 机体抵抗力差

    C. 咽部淋巴组织丰富   D. 中耳局部免疫功能不全

    E. 自我保护能力弱

11. 下列哪项不符合慢性化脓性中耳炎单纯型的临床特点( )。

    A. 耳聋为传导性,程度较轻   B. 脓液呈黏液性或黏脓性,一般不臭

    C. 多为紧张部边缘性穿孔,大小不一   D. 鼓室黏膜微红或苍白,可轻度增厚

    E. 较少发生并发症

12. 哪项不是慢性化脓性中耳炎的治疗原则( )。

    A. 祛除病因   B. 控制感染

    C. 清除中耳腔积液   D. 通畅引流

    E. 恢复听功能

13. 慢性化脓性中耳炎骨疡型耳聋多为( )。

    A. 轻度传导性聋   B. 重度传导性聋

    C. 感音神经性聋   D. 混合型聋

    E. 以上选项都不对

二、多项选择题

1. 分泌性中耳炎的治疗中,鼓膜置管术的适应证是( )。

    A. 病情迁延,长期不愈

    B. 反复发作

    C. 胶耳

    D. 头部放疗后,咽鼓管功能短期不恢复

    E. 小儿不合作

2. 关于胶耳的叙述正确的是( )。

    A. 属于分泌性中耳炎   B. 积液十分黏稠

    C. 积液为灰白或棕黄色   D. 积液含大量蛋白质

    E. 因为含糖蛋白,故积液呈胶冻状

3. 可通过咽鼓管途径引发急性化脓性中耳炎的因素是( )。

    A. 急性上呼吸道感染   B. 急性传染病

    C. 不适当的咽鼓管吹张、鼻腔治疗   D. 在污水中游泳或跳水

    E. 婴幼儿哺乳位置不当

4. 与急性化脓性中耳炎临床表现相符合的是（　　　）。

A. 鼓膜一旦穿孔，体温即逐渐下降，全身症状明显减轻

B. 耳深部痛，可向胸背放射

C. 鼓膜一旦穿孔，耳痛顿减

D. 鼓膜穿孔后耳内有液体流出，初为纯脓性，后为血水样

E. 始感耳闷，继则听力下降，穿孔后耳聋加重

5. 急性乳突炎的临床表现是（　　　）。

A. 乳突部皮肤肿胀，耳后沟红肿压痛

B. 乳突外侧壁及乳突尖有明显压痛

C. 骨性外耳道后上壁红肿、塌陷

D. 乳突 X 线片早期表现为乳突气房模糊

E. 全身症状明显加重

6. 慢性化脓性中耳炎的临床特点是（　　　）。

A. 耳聋　　　　　　　　　　　B. 鼓膜穿孔

C. 耳流脓　　　　　　　　　　D. 眩晕

E. 面瘫

7. 关于胆脂瘤中耳炎的描述有误的是（　　　）。

A. 耳内长期流脓

B. 多为紧张部中央性穿孔

C. 后天性原发性胆脂瘤早期无耳内流脓史

D. 由于胆脂瘤可在中断的听小骨间形成假性连接，因此，部分病例的听力损失不十分严重

E. 一般有较重的神经性聋

三、填空题

1. 分泌性中耳炎是以_____及_____为主要特征的中耳_____炎性疾病。

2. 目前认为分泌性中耳炎的主要病因是_____、_____及_____。

3. 分泌性中耳炎，若鼓室积液为浆液性且未充满鼓室，可通过鼓膜见到_____。

4. 急性化脓性中耳炎患者常有耳痛，可向同侧_____放射，吞咽及咳嗽时_____，鼓膜穿孔流脓后_____。

5. 由于 2 岁以内小儿的岩鳞缝尚未闭合，中耳黏膜与硬脑膜之间有丰富的血管及淋巴管联系，故中耳的急性化脓性炎症可影响毗邻的硬脑膜，出现_____，而脑脊液无典型化脓性改变，称_____。

6. 慢性化脓性中耳炎的临床特征为耳内_____，鼓膜_____，听力_____，可引起多种颅内并发症。

四、名词解释

1. 胶耳

2. 急性乳突炎

3. 慢性化脓性中耳炎

五、论述题

1. 简述分泌性中耳炎的治疗。
2. 简述慢性化脓性中耳炎骨疡型的病理、临床特征。

第8章 耳源性颅内、外并发症

学习要求

熟悉：耳源性颅内、外并发症的传播途径；耳源性颅内、外并发症的分类；耳源性并发症的主要临床表现。

了解：主要耳源性并发症的治疗方法。

重点与难点

一、概述

1. 分类：①颅外并发症；②颅内并发症。

2. 诊断：①病史；②耳部检查；③颅内及颅外并发症的联合出现有助于耳源性的诊断；④乳突拍片或颞骨 CT 扫描。

3. 治疗：①手术治疗；②抗菌药物；③支持疗法；④类固醇激素等；⑤对症治疗。

二、颅外并发症

1. 迷路炎：按照病变范围及病理变化可分为局限性迷路炎、浆液性迷路炎及化脓性迷路炎三型。

2. 岩部炎：为颞骨岩部气房之化脓性感染，常为急性。

3. 颈部脓肿。

三、颅内并发症

颅内并发症常见的有乙状窦血栓性静脉炎、耳源性脑膜炎。

复习题

一、单项选择题

1. 哪项不是耳源性并发症的主要原因（　　）。
   A. 脓液引流不畅
   B. 患者抵抗力下降
   C. 致病菌毒力强
   D. 乳突气化不良
   E. 严重的中耳胆脂瘤

2. 有关局限性迷路炎的描述有误的是（　　）。
   A. 也称迷路瘘管
   B. 有发作性眩晕
   C. 听力减退，以神经性聋为主
   D. 瘘管试验阳性
   E. 眩晕发作时可见自发性眼震

3. 慢性化脓性中耳炎，若局部引流受阻，或在急性发作后出现周期性发作的寒战、畏寒、高热等症状，应考虑（　　）。
   A. 硬脑膜外脓肿
   B. 化脓性脑膜炎
   C. 乙状窦血栓性静脉炎
   D. 脑脓肿
   E. 硬脑膜下脓肿

4. 不符合耳源性脑膜炎脑脊液改变的是（　　）。
   A. 压力增高
   B. 蛋白含量降低
   C. 细胞数增多，以多形核白细胞为主
   D. 含糖量降低
   E. 氯化物减少

二、多项选择题

1. 对于局限性迷路炎的治疗方法描述正确的是（　　）。
   A. 乳突轮廓化的基础上彻底清除病变组织
   B. 对瘘管周围上皮处理，开放迷路
   C. 去除病灶后应用颞肌筋膜填塞瘘管并应用骨蜡封闭
   D. 术后应用足量抗菌药物预防迷路感染
   E. 迷路反应较重者应再次手术

2. 岩部炎的临床表现正确的是（　　）。
   A. 患侧头前部疼痛，可向其他部位放射
   B. 耳部脓液增多
   C. 眼内直肌瘫痪
   D. 三叉神经分布区疼痛
   E. 病变初期影像学检查无明显异常

3. 耳源性脑膜炎的临床表现正确的是（　　）。
   A. 中耳乳突炎基础上，出现发热、头痛、呕吐症状
   B. 颈项强直，甚至角弓反张
   C. 躁动状态，烦躁不安，四肢抽搐

    D. 晚期患者有神智淡漠、嗜睡,甚至昏迷

    E. 浅反射减弱,深反射增强,可出现病理反射

三、填空题

1. 迷路炎分为_____、_____及_____迷路炎三型。
2. 耳源性并发症感染扩散的途径有_____、_____和_____。

四、名词解释

1. 耳源性脑膜炎
2. 乙状窦血栓性静脉炎

第9章 耳 硬 化

学习要求

掌握：耳硬化的临床表现、诊断及治疗原则。

熟悉：耳硬化的病理变化。

了解：耳硬化的手术方法。

重点与难点

耳硬化是指骨迷路致密板层骨局灶性地被富含细胞和血管的海绵状新骨代替而产生的疾病。

1. 临床表现：主要为双侧缓慢进行性耳聋，威利斯听觉倒错，耳鸣，部分患者伴有头晕。

2. 检查：常用音叉检查、纯音测听检查，耳硬化症患者骨导可见卡哈切迹，鼓室图为 A 型曲线。颞骨 X 线检查一般无异常所见，高清晰度断层片或 CT 片上可看到局限性硬化灶。

3. 治疗：以手术为主。

复习题

一、单项选择题

1. 镫骨性耳硬化病灶累及（　　）。
   A. 蜗窗　　　　　　　　　　　B. 前庭窗
   C. 内耳道　　　　　　　　　　D. 半规管骨壁
   E. 耳蜗底
2. 耳蜗型耳硬化病灶可累及（　　）。
   A. 前庭窗　　　　　　　　　　B. 环韧带

141

C. 蜗窗   D. 镫骨足板

E. 镫骨肌腱

3. 耳硬化音叉检查结果有误的是(　　)。

A. Rinne 试验阳性

B. Weber 试验偏向患侧或听力损害较重侧

C. Schwabach 试验骨导延长

D. Gelle 试验阴性

E. 伴耳蜗受累 Weber 试验偏向不定

4. 耳硬化常见的临床主要表现是(　　)。

A. 听力减退   B. 耳鸣

C. 威利斯听觉倒错   D. 眩晕

E. 都包括

二、多项选择题

1. 符合镫骨性耳硬化特征的是(　　)。

A. 与年龄不相符合的感音神经性聋

B. 咽鼓管功能良好

C. Gelle 试验阴性

D. 影像学检查发现迷路或内耳道壁上有增生区

E. As 型鼓室导抗图

2. 对诊断耳硬化有意义的现象是(　　)。

A. Gelle 试验阴性   B. Gelle 试验阳性

C. Carhart 切迹   D. Schwabach 试验骨导延长

E. 威利斯听觉倒错

三、填空题

镫骨性耳硬化的特征为双侧非对称进行性_____聋,鼓膜正常,咽鼓管功能良好,Gelle 试验_____,骨导纯音曲线上有_____,_____型鼓室导抗图。

四、名词解释

1. 耳硬化

2. 镫骨型耳硬化

五、论述题

简述耳硬化的诊断及治疗原则。

第 10 章　耳聋及其防治

学习要求

掌握：传导性聋、感音神经性聋、混合性聋的诊断及鉴别。

了解：耳聋及其防治的内容。

重点与难点

1. 声波在耳内有气传导、骨传导两种途径。

2. 在声音传导径路上任何结构与功能障碍，都会导致进入内耳的声能减弱，所造成的听力下降为传导性听力损失，称为传导性聋。

3. 由于螺旋器毛细胞、听神经、听觉传导路径或各级神经元受损害，致声音的感受与神经冲动传递障碍以及皮层功能缺失者，称感音神经性聋。

4. 耳传音与感音系统同时受累所致的耳聋称混合性聋。

复习题

一、单项选择题

1. 哪项描述有误（　　）。

    A. 耳聋可分为器质性聋和功能性聋

    B. 器质性聋又分为传导性聋、感音神经性聋和混合性聋

    C. 感音神经性聋又分为感音性聋和神经性聋

    D. 感音性聋又称耳蜗性聋

    E. 神经性聋又称为精神性聋或癔症性聋

2. 引起传导性聋的常见先天性疾病不包括（　　）。

    A. 外耳道闭锁　　　　　　　　　　　B. 鼓膜、听骨发育异常

C. 蜗窗、前庭窗发育异常   D. 耳硬化

E. 鼓室发育异常

3. 不属于感音神经性聋病因的是(   )。

    A. 先天性聋   B. 使用耳毒性药物

    C. 风疹   D. 创伤

    E. 自身免疫性疾病

4. 影响声波感受和传导的听力障碍称为(   )。

    A. 混合性聋   B. 功能性聋

    C. 传导性聋   D. 感音神经性聋

    E. 突发性聋

二、多项选择题

1. 传导性聋的诊断正确的是(   )。

    A. Rinne 试验阴性   B. Weber 试验偏向患侧

    C. Schwabach 试验延长   D. 骨导听阈下降

    E. 气导损失超过 60 dB

2. 功能性聋的表现主要有(   )。

    A. 单侧或双侧听力严重丧失   B. 耳鸣

    C. 眩晕   D. 四肢震颤麻木

    E. 过度凝视

三、名词解释

1. 感音神经性聋

2. 传导性聋

第 11 章 耳源性眩晕

学习要求

掌握：梅尼埃病的临床表现、诊断及治疗原则。

熟悉：梅尼埃病的病理变化。

了解：眩晕的鉴别诊断，良性阵发性位置性眩晕(benign paroxysmal positional vertigo，BPPV)、前庭神经炎。

重点与难点

一、梅尼埃病

梅尼埃病为膜迷路积水所致的、以发作性眩晕、波动性耳聋和耳鸣为主要症状的疾病。

1. 临床表现：①眩晕：多呈突发旋转性，并伴自主神经反射症状；②耳鸣；③耳聋；④头胀满感。

2. 检查：纯音测听、前庭功能检查。

3. 治疗：发作期主要目的在于控制症状，减轻患者的痛苦。药物治疗改善内耳微循环和利尿；手术治疗宜先选用破坏性较小又能保存听力的术式。术式分为听力保存手术和非听力保存手术。

二、良性阵发性位置性眩晕

良性阵发性位置性眩晕亦称为耳石症，是最常见的导致眩晕的疾病。其临床特征为体位变换诱发的短暂发作的眩晕。

(1) 临床表现：体位变换时发作眩晕，眩晕时间一般不超过一分钟，伴有恶心、呕吐等自主神经症状。

(2) 治疗：依靠手法复位。

复习题

一、单项选择题

1. 下列不符合梅尼埃病的特点的是（　　）。
   - A. 基本病理改变为膜迷路积水
   - B. 以发作性眩晕、波动性耳聋和耳鸣为主要症状
   - C. 蜗管与球囊积水较椭圆囊与壶腹明显
   - D. 眩晕发作耳鸣加重
   - E. 内淋巴囊膨大最显著

2. 以下哪一项不是梅尼埃病的眩晕特点（　　）。
   - A. 起病缓慢，程度较轻，常因中枢代偿的建立而缓解
   - B. 患者感到自身或周围物体沿一定方向和平面旋转
   - C. 眩晕与伴发的自主神经反射症状的程度一致
   - D. 间歇期自然缓解
   - E. 多呈突然旋转性

3. 梅尼埃病的耳鸣特点有误的是（　　）。
   - A. 多出现在眩晕发作前
   - B. 初为持续性低音调吹风声或流水声
   - C. 耳鸣呈搏动性
   - D. 眩晕发作期耳鸣加重
   - E. 间歇期耳鸣可自然缓解，但不消失

4. 下列不符合梅尼埃耳聋的特点的是（　　）。
   - A. 患病初期可不自觉耳聋，多次发作后耳聋明显
   - B. 一般为单侧、偶有双侧
   - C. 发作期加重，间歇期减轻，有明显波动
   - D. 听力损失的程度随发作次数增加而加重
   - E. 多为传导性聋

5. 不是梅尼埃病发作期治疗的是（　　）。
   - A. 目的在于控制症状，减轻患者的痛苦
   - B. 卧床休息
   - C. 服用抑制前庭功能的药物
   - D. 饮食和生活方式调节
   - E. 手术治疗

6. 哪项不是前庭神经炎的特征（　　）。
   - A. 可能与病毒感染有关

B. 临床上以突发性眩晕,向健侧的自发性眼震、恶心、呕吐为特征

C. 前庭功能减弱甚至丧失,无耳鸣和耳聋

D. 常反复发作,每次发作病情加剧

E. 有自愈倾向,痊愈后很少复发

二、多项选择题

1. 引起眩晕的原因是(　　)。

A. 视觉系统障碍　　　　　　　　　　B. 外周前庭系统功能障碍

C. 中枢前庭系统功能障碍　　　　　　D. 本体感受系统疾病

E. 以上都是

2. 梅尼埃病的主要病理改变是(　　)。

A. 蜗管扩张　　　　　　　　　　　　B. 球囊扩张

C. 膜迷路破裂　　　　　　　　　　　D. 内淋巴囊壁纤维样变

E. 膜半规管膨大

3. 梅尼埃病的外科治疗中,属于破坏性手术的是(　　)。

A. 内淋巴乳突腔分流术　　　　　　　B. 内淋巴囊减压术

C. 内淋巴蛛网膜下隙分流术　　　　　D. 迷路切除术

E. 前庭神经切断术

4. 梅尼埃病的特征是(　　)。

A. 发作性眩晕　　　　　　　　　　　B. 波动性耳聋

C. 多发于中老年人　　　　　　　　　D. 女性多发

E. 一般为双耳同时发病

5. 前庭神经炎的症状包括(　　)。

A. 突然发作眩晕　　　　　　　　　　B. 伴自发性眼震、恶心、呕吐

C. 基本不伴有耳鸣、耳聋　　　　　　D. 发病前多有感染病史

E. 反复发作

三、填空题

1. 梅尼埃病为_____所致的,以_____、_____、_____和_____为主要症状的疾病。

2. 梅尼埃病眩晕多呈_____,患者感_____或_____沿一定方向与平面旋转。

3. 前庭神经炎检查显示甩头试验_____,前庭冷热试验显示_____半规管功能减退。

4. 良性阵发性位置性眩晕的治疗主要是依靠_____,使耳石沿着_____的方向顺着解剖通道坠入_____内。

四、名词解释

1. 良性阵发性位置性眩晕
2. 梅尼埃病

五、论述题

1. 简述梅尼埃病的诊断。
2. 简述梅尼埃与良性阵发性位置性眩晕、前庭神经炎的鉴别。

第 12 章　耳　　鸣

学习要求

熟悉：耳鸣的诊断和治疗。

重点与难点

1. 耳鸣的检查：神经系统检查、耳鼻咽喉科物理检查、听功能检查、前庭功能检查、耳鸣的测试等方法。

2. 耳鸣的治疗：病因治疗、药物治疗、掩蔽疗法等。

复习题

一、单项选择题

1. 耳鸣的分类方法有误的是(　　)。

    A. 根据发病原因分为耳源性与非耳源性

    B. 耳源性根据发病部位分为周围性与中枢性

    C. 周围性耳鸣包括外耳、中耳、内耳迷路及蜗神经核等部位所引起的耳鸣

    D. 中枢性耳鸣的病变在中枢通路及大脑皮质听觉中枢等部位

    E. 非耳源性耳鸣包括一切与听觉器官无关的疾病所引起的耳鸣

2. 耳鸣各型的特点有误的是(　　)。

    A. Ⅰ型常为高调耳鸣,听力曲线与掩蔽阈曲线呈汇聚型

    B. Ⅱ型听力曲线与掩蔽阈曲线从低频到高频逐渐分开

    C. Ⅲ型听力曲线与掩蔽曲线近乎重合

    D. Ⅳ型听力曲线与掩蔽曲线之间有小于 10 dB 的间距

    E. Ⅴ型任何强度的纯音或噪声均不能掩蔽

二、多项选择题

1. 耳鸣的诊断需要(　　)。
   A. 详细的病史采集
   B. 精神心理学评估
   C. CT 等影像学检查
   D. 听功能检查
   E. 前庭功能检查
2. 耳鸣的治疗方法包括(　　)。
   A. 病因治疗
   B. 药物治疗
   C. 生物反馈疗法
   D. 电刺激疗法
   E. 手术治疗

三、名词解释

耳鸣再训练疗法

第13章 面神经疾病

学习要求

熟悉：周围性面瘫的临床表现。

了解：半面痉挛、Hunt 综合征、贝尔面瘫的表现。

重点与难点

1. 周围性面瘫与中枢性面瘫的鉴别诊断与治疗。

2. Hunt 综合征与贝尔面瘫的诊断与治疗。

复习题

一、单项选择题

1. 根据面神经的损失程度,面神经的病理生理改变不包括( )。

    A. 神经失用   B. 神经外膜损伤

    C. 轴索断伤   D. 神经痉挛

    E. 神经断伤

2. 周围性面瘫的临床表现,错误的是( )。

    A. 患侧面部表情运动消失,额纹消失   B. 不能皱眉与闭目

    C. 鼻唇沟变浅,口角下垂向患侧歪斜   D. 鼓腮漏气,发爆破音困难

    E. 进食可有口角漏液的现象

3. 面神经定位检查法不包括( )。

    A. 镫骨肌反射测定   B. 味觉检查

    C. 泪腺分泌检查   D. 影像学检查

    E. 神经电兴奋检查

4. 神经电兴奋试验应在面瘫发病后的第几天后开始(　　)。

A. 1 d
B. 2 d
C. 3 d
D. 4 d
E. 5 d

5. 面神经电图中变性百分比为多少提示预后不良(　　)。

A. 大于 90%
B. 80%～90%
C. 70%～80%
D. 60%～70%
E. 小于 50%

6. 半面痉挛发病的主要诱因是(　　)。

A. 面神经鞘膜瘤
B. 听神经瘤
C. 多发性硬化
D. 局灶性癫痫
E. 面神经出桥小脑角处被行走的小动脉或静脉压迫

7. 半面痉挛晚期可出现(　　)。

A. 眼睑痉挛
B. 口周肌肉抽动
C. 面肌肌力显著减弱,甚至出现永久性面瘫
D. 累及颈及肩部肌群
E. 严重头痛

8. 贝尔面瘫的治疗方法有误的是(　　)。

A. 糖皮质激素
B. 抗菌药物
C. 血管扩张剂
D. 抗病毒药物
E. 脱水剂

二、多项选择题

1. 关于 Hunt 综合征的治疗正确的是(　　)。

A. 抗病毒治疗
B. 营养神经药物
C. 使用抗菌药物
D. 糖皮质激素
E. 镇静药物

2. 关于贝尔面瘫的叙述正确的是(　　)。

A. 为不完全性
B. 双侧发病
C. 多有自愈倾向
D. 可伴随严重头痛
E. 常合并半面痉挛

3. 面神经麻痹手术治疗包括(　　)。

A. 面神经减压术
B. 面神经吻合术
C. 面神经移植术
D. 面神经绞扎术
E. 血管减压术

三、填空题

1. Hunt 综合征的三联征指_____、_____、_____。
2. 贝尔面瘫指原因不明的_____、_____面神经麻痹,又称_____。

四、名词解释

1. 半面痉挛
2. Hunt 综合征

五、论述题

试述贝尔面瘫的特点与治疗。

第14章 耳 肿 瘤

学习要求

熟悉：听神经瘤的临床表现。

重点与难点

听神经瘤为耳神经外科最常见的良性肿瘤,其临床表现为缓慢进行性的高频感音神经性听力下降,多数患者可以出现耳鸣。MRI增强扫描是诊断听神经瘤的金标准。

复习题

简答题

简述听神经瘤的临床表现。

第6篇

颈 科 学

第 1 章   颈部临床解剖学

学习要求

掌握：颈部的分区。

熟悉：颈部肌肉、神经与血管。

了解：颈筋膜及其间隙、颈部的淋巴组织。

重点与难点

1. 颈部分区：解剖上以胸锁乳突肌前、后缘为界，划分为颈前区、胸锁乳突肌区及颈外侧区。颈前区以舌骨为界分为舌骨上区和舌骨下区。

2. 舌骨上肌群：位于舌骨上区，共包括 4 对小肌，分别为二腹肌、茎突舌骨肌、下颌舌骨肌和颏舌骨肌。

3. 舌骨下肌群：位于颈前部舌骨下方的中线两侧，喉、气管、甲状腺的前方，共 4 对，可分为浅、深两层。浅层为胸骨舌骨肌和肩胛舌骨肌，深层为胸骨甲状肌和甲状舌骨肌。

4. 颈部的神经：包括颈丛及膈神经、4 对后组脑神经（舌咽神经、迷走神经、副神经和舌下神经）、颈部交感干。

5. 颈部的主要血管

（1）颈总动脉：颈总动脉是颈部的主要动脉，左右各一，左侧起自主动脉弓，右侧起于无名动脉（头臂干）。

（2）颈外动脉：颈外动脉于甲状软骨上缘起自颈总动脉，全程共发出 8 条分支：甲状腺上动脉、舌动脉、面动脉、枕动脉、耳后动脉、咽升动脉、颞浅动脉和上颌动脉。

复习题

一、单项选择题

1. 解剖学上甲状腺位于颈部哪一区（　　）。
   - A. 颏下三角
   - B. 下颌下三角
   - C. 颈动脉三角
   - D. 肌三角
   - E. 锁骨上三角

2. 枕三角和锁骨上三角的分界为（　　）。
   - A. 肩胛舌骨肌上腹
   - B. 肩胛舌骨肌下腹
   - C. 二腹肌前腹
   - D. 二腹肌后腹
   - E. 胸锁乳突肌后缘

3. 副神经经过（　　）。
   - A. 颈动脉三角
   - B. 肌三角
   - C. 枕三角
   - D. 锁骨上三角
   - E. 胸锁乳突肌区

4. 舌骨下肌群不包括（　　）。
   - A. 胸骨舌骨肌
   - B. 肩胛舌骨肌
   - C. 胸骨甲状肌
   - D. 茎突舌骨肌
   - E. 甲状舌骨肌

5. 膈神经是颈丛的重要分支,主要来自哪支颈神经（　　）。
   - A. 第 1 颈神经
   - B. 第 2 颈神经
   - C. 第 3 颈神经
   - D. 第 4 颈神经
   - E. 第 5 颈神经

二、多项选择题

1. 舌骨上区包括（　　）。
   - A. 肌三角
   - B. 颏下三角
   - C. 颈动脉三角
   - D. 下颌下三角
   - E. 枕三角

2. 颈外侧区边界为（　　）。
   - A. 胸锁乳突肌后缘
   - B. 胸锁乳突肌前缘
   - C. 斜方肌前缘
   - D. 斜方肌后缘
   - F. 锁骨

3. 舌骨上肌群包括（　　）。
   - A. 二腹肌
   - B. 茎突舌骨肌
   - C. 甲状舌骨肌
   - D. 下颌舌骨肌
   - E. 颏舌骨肌

4. 自颈静脉孔出颅的脑神经为(　　)。

 A. 面神经   B. 舌咽神经

 C. 迷走神经   D. 副神经

 E. 舌下神经

5. 颈外动脉分支包括(　　)。

 A. 甲状腺上动脉   B. 甲状腺中动脉

 C. 甲状腺下动脉   D. 面动脉

 E. 舌动脉

三、填空题

1. 固有颈部和位于后方的颈部的分界标志为_____。颈前区、胸锁乳突肌区及颈外侧区的分界标志为_____。

2. 舌骨下区包括_____三角和_____三角。

3. 颈动脉三角位于_____、_____和_____之间。

4. 解剖学上位于胸锁乳突肌后缘、斜方肌前缘与肩胛舌骨肌下腹之间的区域称为_____,颈胸过渡区为_____。

5. 颈丛由_____颈神经前支组成。位于_____深面,_____浅面,分为两支,即_____、_____。

6. 构成颈部交感干最大的神经节是_____,最小的神经节是_____。

7. 颈总动脉左侧起自_____,右侧起于_____。

8. 颈深筋膜按深浅层次分为_____层,分别是_____、_____、_____。

9. 根据颈部淋巴结所在的位置可分为_____、_____、_____。

四、名词解释

颈前区

第 2 章　颈部检查法

掌握：甲状腺及颈部淋巴结的触诊方法。

了解：甲亢的听诊。

重点与难点

颈部淋巴结检查顺序：先行颏下区和下颌下区的检查，由颏下区、下颌下区滑行至下颌角，注意此区内淋巴结及颌下腺有无肿大。然后双手指尖深入胸锁乳突肌前缘深面，向下触摸至胸骨，分别检查颈深上、（中）下淋巴结。再行颈后三角检查，注意枕后淋巴结、副神经淋巴结有无肿大。最后检查锁骨上区。

复习题

一、单项选择题

颈部触诊的顺序为（　　　）。

A. 下颌下区、颏下区、颈后三角、胸锁乳突肌前缘深面、锁骨上区

B. 颏下区、下颌下区、胸锁乳突肌前缘深面、颈后三角、锁骨上区

C. 颈后三角、锁骨上区、胸锁乳突肌前缘深面、下颌下区、颏下区

D. 胸锁乳突肌前缘深面、下颌下区、颏下区、锁骨上区、颈后三角

E. 锁骨上区、颈后三角、胸锁乳突肌前缘深面、颏下区、下颌下区

二、多项选择题

关于颈部细胞学、病理学检查以下叙述正确的是（　　　）。

A. 颈部肿块的诊断最终依赖于细胞学和病理学检查

160

B. 穿刺检查简单易行,但容易出现假阴性结果

C. 穿刺活检法宜在影像引导下进行

D. 如果疑为颈部恶性肿瘤的患者,经多次穿刺均未发现肿瘤细胞,即可诊断该患者肿块为良性

E. 为明确诊断可先部分切除颈部肿块,待诊断明确后再行二次手术治疗

三、填空题

1. 甲亢患者可在甲状腺区听到一持续性_____"嗡鸣"音。颈动脉瘤患者可听到_____。

2. 检查颈部囊性水瘤患者时,其透光试验为_____。

四、论述题

试述甲状腺触诊的具体操作方法。

第3章　颈部先天性疾病

学习要求

了解：颈部常见的先天性疾病。

重点与难点

甲状舌管囊肿：一般无症状。肿块触之光滑有波动感，随吞咽、伸舌上下活动。其治疗方法为手术摘除。

复习题

一、多项选择题

关于甲状舌管囊肿、瘘管以下叙述正确的是（　　　）。

A. 甲状舌管囊肿的发病率低于甲状舌管瘘管

B. 甲状舌管囊肿为先天性疾病

C. 诊断甲状舌管囊肿需要排除甲状腺肿块

D. 甲状舌管囊肿、瘘管治疗以手术为主

E. 手术切除甲状舌管囊肿、瘘管只要完整切除病变组织即可

二、填空题

1. 第二鳃裂囊肿表现为_____肿物。临床常分为三种类型，最常见的类型表现为_____。

2. 颈部囊状水瘤起源于_____，表现为锁骨上_____的隆起性肿块。

162

第 4 章　颈部炎性疾病

学习要求

了解：颈部淋巴结炎、颈部淋巴结结核。

重点与难点

颈部淋巴结结核治疗上以全身抗结核治疗为主，局部治疗为辅，加强营养、增强体质。全身治疗主张联合、适量、规律和全程地进行系统的抗结核治疗，经过至少 6 个月的治疗。

复习题

一、单项选择题

关于颈部淋巴结炎以下叙述正确的是（　　　）。

A. 急性颈部淋巴结炎一般不引起全身反应

B. 慢性淋巴结炎表现为淋巴结肿大、质地变硬

C. 慢性淋巴结炎不会导致急性淋巴结炎

D. 坏死性淋巴结炎由严重细菌感染引起

E. 慢性淋巴结炎一经确诊必须积极治疗

二、多项选择题

关于颈部淋巴结结核以下叙述正确的是（　　　）。

A. 颈部淋巴结结核常见于儿童及青壮年

B. 颈部淋巴结结核多由肺部结核杆菌所致

C. 患者多伴有明显全身症状

D. 后期形成寒性脓肿

E. 如形成窦道,不易愈合

三、填空题

颈部淋巴结炎的主要致病菌为_____及_____。

四、论述题

试述颈部淋巴结结核的治疗方法及注意事项。

第 5 章　颈部血管性疾病

了解：颈动脉瘤的诊断及治疗。

复习题

一、单项选择题

颈动脉瘤的最佳辅助诊断方法为（　　　）。

A. CT 检查　　　　　　　　　　　B. 超声检查

C. 数字减影血管造影　　　　　　　D. 磁共振血管显影

E. 穿刺活检

二、多项选择题

关于颈动脉体瘤的描述，正确的是（　　　）。

A. 多位于颈动脉分叉处　　　　　　B. 多位于颈内动脉

C. 为实性包块　　　　　　　　　　D. 为囊性包块

E. 一般无膨胀性搏动及杂音

三、填空题

1. 由动脉硬化产生的动脉瘤多位于 _____ 处，而创伤所致的动脉瘤多位于 _____。

2. 颈动脉瘤病理上分为三类，分别是 _____、_____、_____。

3. 颈部动脉瘤最典型表现为 _____。

第6章 颈部创伤

熟悉：颈部闭合性、开放性创伤的治疗。

重点与难点

颈部闭合性创伤的治疗原则是保持呼吸通畅、修复气管损伤、防止气管狭窄。颈部开放性创伤的治疗原则是止血、纠正休克、保持呼吸通畅和预防感染。

复习题

一、多项选择题

1. 颈部闭合性创伤的临床表现包括（　　）。
   - A. 局部疼痛
   - B. 咳嗽
   - C. 呼吸困难
   - D. 气肿
   - E. 声嘶

2. 颈部开放性创伤可出现（　　）。
   - A. 呼吸困难
   - B. 气肿
   - C. 血肿
   - D. 气体栓塞
   - E. 脑缺血

二、填空题

1. 颈部闭合性创伤的治疗原则是_____、_____、_____。
2. 颈部开放性创伤的治疗原则是_____、_____、_____和_____。

第7章　颈部肿块

了解：颈部良性、恶性肿块的诊断及治疗。

复习题

一、单项选择题

1. 鉴别颈动脉三角区的神经鞘膜瘤与颈动脉体瘤，最佳的辅助检查为（　　）。
   A. B超
   B. CT
   C. MRI
   D. 数字减影血管造影
   E. 计算机化X射线照相术

2. 颈部转移性恶性肿瘤最常见的原发灶为（　　）。
   A. 喉癌
   B. 甲状腺癌
   C. 鼻咽癌
   D. 扁桃体恶性肿瘤
   E. 下咽癌

3. 胃癌的颈部淋巴结转移最常见的部位为（　　）。
   A. 左锁骨上淋巴结
   B. 右锁骨上淋巴结
   C. 左颈外侧深淋巴结
   D. 右颈外侧深淋巴结
   E. 颏下淋巴结

二、多项选择题

1. 颈部良性肿瘤最常见的是（　　）。
   A. 神经鞘膜瘤
   B. 血管瘤
   C. 甲状腺腺瘤
   D. 纤维瘤

E. 涎腺混合瘤

2. 颈部良性肿瘤的特征包括(　　　)。

A. 呈圆形或椭圆形　　　　　　　B. 边界不清

C. 周围组织无粘连　　　　　　　D. 活动度好

E. 质地硬

三、填空题

炎性肿块分为_____炎性肿块和_____炎性肿块两类。

第8章　甲状腺肿瘤

学习要求

了解：甲状腺良、恶性肿瘤的诊断及治疗。

复习题

一、单项选择题

甲状腺术后一侧喉返神经损伤时会发生（　　）。

A. 呼吸困难 　　　　　　　　　　　　B. 音调降低

C. 声音嘶哑 　　　　　　　　　　　　D. 饮水呛咳

E. 吞咽困难

二、填空题

甲状腺癌的病理类型分为_____、_____、_____、_____。

第 7 篇

颅底外科学

第 2 篇

初等化学计算

学习要求

了解：前、中、侧颅底解剖。

复习题

一、单项选择题

1. 自圆孔出颅的神经为（　　）。
   A. 眼神经 　　　　　　　　　　B. 上颌神经
   C. 下颌神经 　　　　　　　　　D. 滑车神经
   E. 外展神经

2. 自卵圆孔出颅的神经为（　　）。
   A. 眼神经 　　　　　　　　　　B. 上颌神经
   C. 下颌神经 　　　　　　　　　D. 滑车神经
   E. 外展神经

3. 以下哪种手术入路方式可保存听力（　　）。
   A. 经迷路入路 　　　　　　　　B. 经迷路后入路
   C. 经耳蜗入路 　　　　　　　　D. 以上入路方式均可保存听力
   E. 以上入路方式均不能保存听力

二、多项选择题

1. 自海绵窦内通过的血管神经是（　　）。
   A. 视神经 　　　　　　　　　　B. 滑车神经
   C. 颈内动脉 　　　　　　　　　D. 外展神经
   E. 动眼神经

2. 海绵窦综合征的表现为（　　）。
   A. 眼睑不能闭合 　　　　　　　B. 眼睑下垂
   C. 瞳孔散大 　　　　　　　　　D. 瞳孔缩小
   E. 眼肌麻痹

3. 侧颅底肿瘤的手术入路有（　　）。
   A. 颞下入路 　　　　　　　　　B. 颞后入路
   C. 经颞骨入路 　　　　　　　　D. 颅内入路
   E. 经面部入路

三、填空题

1. 颅前窝由_____、_____、_____与_____构成。
2. 颅前窝骨板最薄处为_____、_____。

3. 颅中窝由＿＿＿＿上面和侧面、＿＿＿＿脑面、＿＿＿＿前面及＿＿＿＿构成,主要容纳＿＿＿＿。

4. 蝶鞍前有横行的＿＿＿＿,两侧为狭长不规则的＿＿＿＿。

5. 蝶骨体骨折损伤＿＿＿＿可发生致命性鼻腔大出血。

6. 脑膜中动脉自＿＿＿＿进入颅内。

7. 颅中窝进路行内耳道手术的重要标志为＿＿＿＿。面神经减压或开放内耳道的重要解剖标志为＿＿＿＿。

8. 侧颅底肿瘤可根据其位置来源分为三类,分别来自＿＿＿＿、＿＿＿＿、＿＿＿＿。

四、名词解释

1. 侧颅底
2. 颈静脉球

五、论述题

试述前颅底肿瘤的手术适应证及手术原则。

附录 参考答案

第1篇 鼻科学

第1章 鼻的临床解剖学

一、单项选择题

1. E 2. A 3. E 4. E 5. D 6. B 7. D 8. A 9. B 10. A 11. B

二、多项选择题

1. ABC 2. ABCD 3. ABCD 4. ACD

三、填空题

1. 外鼻 鼻腔 鼻窦

2. 上颌窦 前组筛窦 额窦 后组筛窦 蝶窦 上鼻道 蝶筛隐窝

3. 嗅区黏膜 呼吸区黏膜

四、名词解释

1. 鼻阈：是指相当于大翼软骨外侧的上缘处向内形成的弧形隆起，是鼻前庭最狭窄处，亦称鼻内孔。

2. 利特尔区：是鼻中隔最前下部黏膜内动脉血管汇聚形成的血管丛，是由鼻腭、筛前、筛后、上唇及腭大动脉分支密切吻合而成，是鼻出血的好发部位，又称"易出血区"。

3. 窦口鼻道复合体：是以筛漏斗为中心的附近区域，包括筛漏斗、钩突、筛泡、半月裂、中鼻道、中鼻甲、前组筛房、额窦口及上颌窦自然开口等一系列结构。

4. 梨状孔：是鼻骨下缘、上颌骨额突内缘及上颌骨腭突游离缘共同围成的梨形腔隙。

五、论述题

答： 面部"危险三角区"是指鼻根部、两口角这三点连线之内的区域。外鼻的眦静脉经内眦静脉及面静脉汇入颈内静脉，内眦静脉与眼上、眼下静脉相通，最后汇入颅内海绵窦，而面静脉无瓣膜，血液可上下流通，故当鼻或上唇患疖肿处理不当或随意挤压，则有引起海绵窦血栓性静脉炎等严重颅内并发症的危险。

第2章 鼻的生理学

一、名词解释

生理性鼻甲周期：正常人两侧下鼻甲黏膜内的容量血管呈交替性和规律性的收缩与扩张，表现为两侧鼻甲大小和鼻腔阻力呈相应的交替性改变，2～7 h出现一个周期，称为生理性鼻甲周期。

二、简答题

答：鼻的生理功能有：①呼吸功能；②温度调节；③湿度调节；④过滤及清洁作用；⑤嗅觉功能；⑥发音共鸣功能；⑦鼻的反射功能。

第3章　鼻的检查法

简答题

答：前鼻镜检查鼻腔时需要变换三个位置。第一位置：受检者头稍向前倾，可看到下鼻甲、下鼻道、总鼻道下部、鼻中隔前下区和鼻腔底部，有时可看到鼻咽部及软腭的运动。第二位置：头后仰约30°，可看到中鼻甲、部分中鼻道、鼻中隔和总鼻道中部及嗅裂一部分。第三位置：头再后仰30°，可看到中鼻甲前端、鼻丘、嗅裂后部和鼻中隔上部。

第4章　鼻的先天性疾病及畸形

一、单项选择题

1．C　2．A　3．B

二、多项选择题

1．ABCD　2．ABC

三、论述题

答：先天性后鼻孔闭锁的主要症状是鼻塞、流白黏涕、嗅觉障碍及呼吸困难。双侧后鼻孔闭锁者出生后即出现阵发性发绀，吮奶时呼吸困难，憋气促使患儿张口啼哭，由于新生儿不会经口呼吸，故有窒息的危险。随着年龄增长其闭塞性鼻音愈来愈明显，鼻内有涕但不易擤出，常有鼻前庭炎。单侧闭锁症状较轻，患侧鼻塞明显，鼻腔内常积有黏性分泌物。

第5章　外伤与异物

一、多项选择题

1．BD　2．ABCDE　3．AE

二、填空题

1．错位性骨折　开放性骨折　10　内眦　筛板　支撑　止血　48

第6章　外鼻炎症性疾病

一、单项选择题

E

二、填空题

1．弥漫性　急性　慢性

2．海绵窦血栓性静脉炎

三、简答题

1．答：鼻疖病重者可引起上唇及颊部蜂窝组织炎。由于面部静脉无瓣膜，血液可正、逆向流动，鼻疖如被挤压，感染可由小静脉、面静脉、眼上静脉向上直达海绵窦，形成海绵窦血栓性静脉炎。另外，还可并发眶内、颅内感染。

2．答：海绵窦血栓性静脉炎临床表现为寒战、高热、头痛剧烈、患侧眼睑及结膜水肿、眼球突出固定、视乳头水肿甚至失明,严重者危及生命。

第7章　鼻腔炎症性疾病

一、单项选择题

1. B　2. E　3. E

二、填空题

慢性单纯性鼻炎　慢性肥厚性鼻炎

第8章　鼻黏膜高反应性疾病

一、单项选择题

1. B　2. A

二、填空题

1. 间歇性　持续性

2. 阵发性喷嚏　大量清水样鼻涕　鼻塞

三、名词解释

花粉症:季节性变应性鼻炎常由植物花粉作为季节性变应原引起,又称花粉症。

四、论述题

答:变应性鼻炎是发生在鼻黏膜的Ⅰ型变态反应性疾病,以鼻痒、阵发性喷嚏、大量清水样鼻涕和鼻塞为主要特征。①喷嚏为反射性动作,呈阵发性发作,从几个、几十个或数十个。②鼻涕为清水样鼻涕,一般量很多,是鼻分泌亢进的特征性表现。③鼻塞程度轻重不等,季节性鼻炎由于鼻黏膜肿胀,引起鼻塞。④鼻痒。⑤嗅觉减退。

鼻部检查常可见典型的苍白色或灰粉色水肿的黏膜,特别是在下鼻甲尤为显著。鼻道内有大量清水样分泌物以至堵塞鼻道。

第9章　鼻中隔疾病

一、单项选择题

1. B　2. B　3. E

二、填空题

1. 外伤　发育不均衡　腺样体肥大　硬腭高拱

2. 鼻塞　鼻出血　头痛

3. 鼻腔干燥　脓痂形成

第10章　鼻出血

单项选择题

1. E　2. C　3. C　4. E　5. E

第11章　鼻窦炎症性疾病

一、单项选择题

1. E　2. C　3. B　4. A　5. D　6. C　7. A　8. C

二、填空题

1. 根除病因　通畅呼吸　控制感染　防治并发症

2. 鼻塞　脓涕　头痛　局部疼痛

3. 脓液细菌培养　药物敏感

4. 解除机械性阻塞　结构重建　通畅鼻窦的通气和引流　黏膜保留

三、简答题

答：根据病程儿童鼻窦炎可分为 4 类：①急性鼻窦炎：每次发病 4 周以内，全身症状较重，30 d 内症状全部消失。②亚急性鼻窦炎：30～90 d 以内，全身症状较轻，在此期内症状完全消失。③复发性急性鼻窦炎：症状持续 8 周以内，每年发病 3 次以上。④慢性鼻窦炎：全身症状较轻，局部症状持续 12 周以上。

四、论述题

1. **答**：鼻窦的解剖特点：①窦口小，必到狭窄而曲折，易堵塞导致鼻窦通气引流障碍。②鼻窦黏膜与鼻腔黏膜相连续，鼻腔黏膜炎症常累及鼻窦黏膜。③各窦口彼此比邻，一窦发病可累及其他鼻窦。一般认为前组筛窦炎是累及额窦和上颌窦的主要原因。④各窦自身特点及窦口位置：上颌窦最大，但窦口高，在中鼻道的位置最后、最低，受累机会最多；筛窦唯蜂房状结构，不利于引流，感染的机会相对较多；此外，上颌窦和筛窦发育最早，故儿童期即可患病；额窦虽位置高，窦口低，但因比邻前组筛窦，故也易受累；蝶窦位于各窦之上，且单独开口，故发病机会相对较少。

2. **答**：急性鼻窦炎根据发病窦腔的不同，所引起头痛的部位及性质也不相同。急性上颌窦炎引起的疼痛部位多在上颌窦前壁，晨起轻，午后重。急性额窦炎常引起前额部疼痛，晨起后明显，渐加重，中午最明显，午后渐减轻，夜间可全部缓解。急性筛窦炎疼痛多位于内眦或鼻根处，程度较轻，晨起明显，午后减轻。急性蝶窦炎引起疼痛定位较深，眼球后或枕后钝痛，晨起轻，午后重。

急性鼻窦炎的体征包括鼻甲肿胀、鼻道脓性引流。急性鼻窦炎可有局部压痛和叩痛，受累鼻窦窦壁处明显。

急性鼻窦炎分为急性鼻窦炎、急性复发性鼻窦炎、慢性鼻窦炎。

急性鼻窦炎的治疗原则为改善鼻腔鼻窦通气引流，控制感染，预防并发症。

治疗方案：全身可使用抗菌药物、糖皮质激素以及抗组胺药。局部可使用减充血剂、糖皮质激素以及生理盐水冲洗。局部常用治疗方法有上颌窦穿刺冲洗、额窦环钻引流、鼻窦置换治疗、鼻内镜下吸引以及外科手术治疗如鼻内镜手术。

第 12 章　鼻息肉

一、单项选择题

C

二、填空题

1. 持续性鼻塞

2. 呼吸道慢性炎症　变态反应

三、论述题

答：鼻息肉的主要临床表现：渐进性持续性鼻塞、鼻腔分泌物增多、嗅觉障碍、头痛。

前鼻镜下可见鼻腔内有单个或多个表面光滑、呈灰白色、淡黄色或淡红色的如新鲜荔枝肉样半透明新生物,触之质软,可移动,无触痛,不易出血。严重者鼻外观呈"蛙鼻"。影像学检查如 X 线片、CT 可帮助确定病变范围。本病需与鼻腔良恶性肿瘤、上颌窦后鼻孔息肉、出血性坏死性息肉、脑膜-脑膨出鉴别。应根据其各自不同的临床表现,借助影像学检查、鼻内镜等辅助检查手段进行鉴别,必要时可进行病理活检。

第 13 章　鼻源性并发症

一、填空题

后组筛窦　蝶窦

二、名词解释

眶尖综合征:由炎症或肿瘤等因素累及视神经孔和眶上裂,可突然出现眼眶深部剧烈疼痛、上睑下垂、眶周皮肤感觉障碍、眼球突出固定、眼裂缩小、复视甚至失明等症状。

三、简答题

1. 答:鼻窦炎眶内并发症主要有眶内炎性水肿、眶壁骨膜下脓肿、眶内蜂窝织炎、眶内脓肿、球后视神经炎。

2. 答:鼻窦炎引起的颅内并发症主要有硬脑膜外脓肿、硬脑膜下脓肿、化脓性脑膜炎、脑脓肿和海绵窦血栓性静脉炎等。

第 14 章　鼻部特殊感染

一、单项选择题

1. B　2. E

二、多项选择题

ABCD

三、填空题

1. 侵袭型　非侵袭型

2. 灶性闭塞性动脉内膜炎　坏死性肉芽肿

第 15 章　鼻囊肿

一、填空题

筛窦

二、名词解释

鼻前庭囊肿系指位于鼻前庭底部皮肤下、上颌骨牙槽突浅面软组织内的囊性肿块。

第 16 章　鼻部肿瘤

一、单项选择题

D

二、多项选择题

ADE

三、填空题

鳞状细胞癌

四、名词解释

鼻内翻性乳头状瘤为良性肿瘤的一种，常起源于鼻腔外侧壁，并常侵犯上颌窦和筛窦。内翻性乳头状瘤在病理上属良性，但可侵蚀破坏骨质，向邻近结构和器官扩展、切除后易复发及恶变。镜下检查可见肿瘤组织扁平上皮增生，并呈手指样内翻向基质内生长。

第 17 章　鼻内镜外科技术

一、填空题

半月裂　鼻丘

二、名词解释

鼻内镜手术是指应用鼻内镜及其特殊的配套手术器械，经鼻内进行鼻腔、鼻窦、鼻颅底和鼻眼区域手术的外科技术。

三、论述题

答：鼻内镜的并发症包括：①眶眼并发症：如眶周青紫肿胀、眶内血肿或积气、眶内感染、内直肌或上斜肌损伤所致眼球运动障碍、鼻泪管损伤、视神经损伤（包括缺血性损伤、直接或间接损伤）所致视力障碍、复视或视野缺损。②鼻内并发症：鼻出血、术腔粘连闭塞、鼻中隔穿孔及窦口闭锁。③颅内并发症：脑脊液鼻漏、脑膜炎、脑脓肿、颅内积气、颅内血肿、颈内动脉或海绵窦损伤大出血。

第 2 篇　咽　科　学

第 1 章　咽的临床解剖学

一、单项选择题

1．B　2．E　3．C　4．B

二、多项选择题

1．ABD　2．AE　3．CDE　4．ABCD

三、填空题

1．鼻咽　口咽　喉咽

2．梨状窝

3．黏膜层　纤维层　肌肉层　外膜层

4．咽缩肌组　咽提肌组　腭帆肌组

5．颈外动脉　腭降动脉　腭升动脉　面动脉扁桃体支　咽升动脉扁桃体支　舌背动脉

四、名词解释

1．两侧腭咽弓后方各有纵行条索状淋巴组织，称为咽侧索。

2．所谓咽峡，系由上方的悬雍垂和软腭游离缘、下方舌背、两侧腭舌弓和腭咽弓所围成的环形狭窄部分。

3．咽腱膜与扁桃体被膜间有疏松结缔组织，形成一潜在间隙，称扁桃体周围隙。

4．腺样体为鼻咽顶壁与后壁交界处的淋巴组织团块。

5. 咽囊是腺样体正中最深之沟裂,为胚胎残余的凹陷。

6. 环后隙是指两侧梨状窝之间、环状软骨板后方的间隙。

7. 咽后隙位于椎前筋膜与颊咽筋膜之间,上起颅底,下达第1、2胸椎平面,两侧以薄层筋膜与咽旁隙相隔,中间有咽缝将其分为左右两部分。

五、简答题

答:咽部有丰富的淋巴组织,有些聚集成团,有些为淋巴滤泡散布在黏膜下,彼此有淋巴管相通,形成一环,称内环,包括腭扁桃体、咽鼓管扁桃体、腺样体、舌扁桃体、咽侧索以及咽后壁淋巴滤泡等。

第2章　咽的生理学

一、填空题

1. 呼吸功能　吞咽功能　语言功能　防御和保护功能　调节中耳气压功能　扁桃体的免疫功能

2. 淋巴细胞　免疫球蛋白

3. 软腭　鼻咽

第3章　咽的检查法

一、填空题

间接鼻咽　间接喉

第4章　咽炎

一、单项选择题

1. B　2. C　3. B　4. A　5. B　6. A

二、多项选择题

1. ABC　2. ABC　3. ACD.　4. ABDE　5. ABD

三、填空题

1. 咽部黏膜　黏膜下组织　淋巴组织

2. 急性肾炎　风湿热　败血症

3. 青霉素类

4. 咽部黏膜　黏膜下组织　黏液腺　淋巴组织

5. T淋巴细胞　嗜酸性粒细胞

四、论述题

1. **答**:急性咽炎一般起病较急,初起有咽部干燥、灼热、咽痛,咽痛特点为空咽时较进食时明显,并可放射至耳部及颈部。全身症状一般较轻,但因年龄、免疫力以及病毒、细菌毒力不同而程度不一,可有发热、头痛、食欲不振和四肢酸痛等。若无并发症者,病程一般1周左右。

2. **答**:慢性咽炎主要表现为咽部不适感,如异物感、干燥、发痒、灼热、微痛等,分泌物黏稠附于咽后壁,可引起刺激性咳嗽。慢性单纯性咽炎患者检查可见黏膜弥漫充血,咽后壁附有黏性分泌物;慢性肥厚性咽炎可见黏膜增厚,弥漫充血,咽后壁淋巴滤泡增生,呈粒状分布或融合成块，咽侧索肥厚。依据上述临床表现可明确诊断，但需排除鼻、咽、喉、食管、颈部的隐匿病变。

治疗应去除上述病因，增强体质并辅以中医中药治疗，以滋阴降火为治则；单纯性咽炎常用含漱液或含化片减轻症状；肥厚性咽炎用硝酸银或电凝固法烧灼增生的淋巴滤泡，但烧灼范围不宜过广，也可用冷冻或激光治疗。

第 5 章　扁桃体炎

一、单项选择题

1. A　2. B　3. C　4. A　5. B　6. B　7. E　8. E

二、多项选择题

1. ABDE　2. ABC　3. BCDE　4. ABCDE　5. ABCD　6. BCDE　7. ABCE

8. ABCE

三、填空题

1. 急性卡他性扁桃体炎　急性滤泡性扁桃体炎　急性隐窝性扁桃体炎

2. 急性卡他性扁桃体炎　急性化脓性扁桃体炎

3. 2 周

4. 细菌　病毒

5. 隐窝

6. 增生型　纤维型　隐窝型

7. 扁桃体剥离术　扁桃体挤切术

8. 儿童　全麻

9. 4 h　次日

10. 1 周左右

四、论述题

1. 答：急性扁桃体炎的治疗方法有：①一般疗法：因本病具有传染性，要对患者适当隔离；卧床休息，进流质饮食、多饮水，加强营养及疏通大便；咽痛较剧或高热时，可口服解热镇痛药。②抗菌药物应用：首选青霉素类药物，也可选用头孢类药物；若治疗 2～3 天后病情无好转，须改用高效广谱类抗菌药物；如有条件者，确定致病菌后，根据药敏试验选择抗菌药物；此外，在控制炎症的基础上，为改善症状，可酌情使用糖皮质激素。③局部治疗：常用复方硼砂溶液、复方氯己定含漱液或 1∶5000 呋喃西林液漱口。④中医中药：疏风清热，消肿解毒，常用银翘柑橘汤、清咽防腐汤等。⑤手术治疗：对反复发作者，特别对已有并发症者，应在急性炎症消退 2 周后再施扁桃体切除术。

2. 答：慢性扁桃体炎有反复急性发作病史，平时可有咽干、咽痒、异物感、刺激性咳嗽等症状，可伴有消化不良、头痛、乏力、低热等全身症状。儿童扁桃体过度肥大，可伴呼吸、吞咽或言语共鸣障碍。检查可见扁桃体和舌腭弓呈慢性充血，隐窝口有分泌物或干酪样物；成人扁桃体多已缩小，可见瘢痕，常与周围组织粘连。

扁桃体生理性肥大小儿和青少年多见，无自觉症状，扁桃体光滑、色淡，与周围组织无粘连，触之柔软，隐窝口无分泌物潴留。无反复急性炎症发作病史。

扁桃体角化症常被误诊。角化症为隐窝口上皮过度角化而出现白色角样物，触之坚硬，不易擦拭掉。类似角化物也可见于咽后壁和舌根等处。

扁桃体肿瘤：一侧扁桃体迅速增大或伴有溃疡时，应考虑肿瘤的可能，病理检查可确诊。

3. 答：扁桃体术后的主要并发症：①出血；②伤口感染；③肺部并发症；④创面过多瘢痕形成。最严重的并发症为出血，分为原发性和继发性两种。发生扁桃体手术创面出血应仔细检查出血部位。扁桃体窝内若有血凝块，应先清除，用纱布加压至少 10～15 min；或用止血粉、明胶海绵贴附于出血处，再用带线纱布球压迫止血。

活动性出血点，可用电凝止血或缝扎止血；弥漫性渗血，纱球压迫不能制止时，可用消毒纱球填压在扁桃体窝内，将腭舌弓及腭咽弓缝合，纱球留置 1～2 d。

失血过多，应采取补液、输血等措施积极治疗。

第 6 章　腺样体疾病

一、单项选择题

1. C　2. A

二、多项选择题

1. ABCDE　2. ABDE　3. ABCE

三、填空题

1. 纤维鼻咽镜　鼻内镜检查

2. 腺样体肥大

3. 腺样体肥大　鼾声过大　睡眠时憋气

四、名词解释

儿童鼻咽部较狭小，当腺样体肥大时，由于鼻塞影响呼吸而长期张口呼吸，面部的发育会变形，出现硬腭高拱、上切牙突出、上唇短厚翘起、下颌骨下垂、牙齿排列不整齐等，面部缺乏表情，长得像是猪八戒，即所谓"腺样体面容"。

五、论述题

答：腺样体肥大可引起局部症状及全身症状。局部症状包括耳、鼻、咽、喉等处症状。耳部症状：咽鼓管咽口受阻，将并发分泌性中耳炎，导致听力减退和耳鸣，有时可引起化脓性中耳炎。鼻部症状：常并发鼻炎、鼻窦炎，有鼻塞及流鼻涕等症状。说话时带闭塞性鼻音，睡时发出鼾声。严重者可引起阻塞性睡眠呼吸暂停低通气综合征。咽、喉及下呼吸道症状：鼻腔及鼻咽部分泌物向咽部倒流，刺激下呼吸道黏膜，常引起阵发性咳嗽，容易患气管炎。儿童腺样体肥大时，由于鼻塞影响呼吸而长期张口呼吸，面部的发育会变形，导致形成"腺样体面容"。全身症状主要为慢性中毒及反射性神经症状：患儿表现为厌食、呕吐、消化不良，继而营养不良。因呼吸不畅，肺扩张不足，可导致胸廓畸形。夜间呼吸不畅，会使儿童长期处于缺氧状态，内分泌功能紊乱，引起生长发育障碍。患儿长期用口呼吸、鼻子不通气，易造成头部缺血、缺氧，出现精神萎靡、头痛、头晕、记忆力下降、反应迟钝等。

第 7 章　咽部间隙脓肿

一、单项选择题

1. E　2. D

二、多项选择题

1．ACDE　2．AC　3．ACDE

三、填空题

1．扁桃体周围间隙内　蜂窝组织炎

2．急性扁桃体炎　慢性扁桃体炎急性发作　溶血性链球菌　金黄色葡萄球菌

3．脓肿最隆起处　悬雍垂根部　腭舌弓游离缘下端　腭咽弓

4．急性型　咽后淋巴结化脓　慢性型　颈椎结核

5．颈外进路　下颌角　胸锁乳突肌前缘

四、论述题

答：扁桃体周脓肿形成前给予足量的抗菌药物控制炎症，并给予输液及对症处理。脓肿形成后的处理可先行穿刺抽脓以明确脓肿是否形成及脓肿部位。1‰丁卡因表面麻醉后，用粗针头于脓肿最隆起处刺入。穿刺时，应注意方位，不可刺入太深，以免误伤咽旁隙内的大血管。如穿刺出脓液后可切开排脓，对前上型者，在脓肿最隆起处切开排脓。常规定位是从悬雍垂根部作一假想水平线，从腭舌弓游离缘下端作一假想垂直线，二线交点稍外即为适宜的切口处。切口长1～1.5 cm，切开黏膜及浅层组织后，用长弯血管钳插入切口扩张，充分排脓。对后上型者，则在腭咽弓处排脓。术后每天复查伤口，必要时可用血管钳再次撑开排脓。扁桃体周脓肿患者确诊后或切开排脓后数日，在足量抗菌药物控制下，便可施行患侧扁桃体切除术。

第8章　咽部神经性疾病和感觉异常

一、单项选择题

1．C　2．B　3．C　4．C

二、多项选择题

1．CD　2．AB　3．ABCE　4．ABCDE　5．ABCD

三、填空题

1．痉挛　瘫痪

2．延髓病变　多发性神经炎

3．健侧　松弛下垂　梨状窝

4．强直性　节律性

5．节律性

四、名词解释

1．舌咽神经痛为发作性一侧咽部及扁桃体区疼痛。可放射到同侧舌和耳深部，疼痛为针刺样剧痛，持续数秒至数十秒。

2．咽异感症是一种临床常见的症状，既可由器质性病变所引起，也可由非器质性因素引起。病因有局部因素、全身因素、精神因素等。患者感到咽部阻塞感、烧灼感、痒感、紧迫感等。吞咽饮食无碍。常常伴有焦虑、急躁和紧张等精神症状。

五、论述题

答：软腭瘫痪的病因有中枢性病变及周围性病变。中枢性病变常见于肿瘤、出血或血栓形成、炎性病变等原因引起的延髓病变。周围性病变者则以多发性神经炎多见。

单侧软腭瘫痪可无临床症状,双侧者说话出现开放性鼻音;吞咽时,食物易逆行入鼻腔,偶可经咽鼓管流入中耳;病人不能作吸吮、吹哨或鼓气等动作。一侧软腭瘫痪则悬雍垂偏向健侧;发声时,悬雍垂和软腭向健侧移动,患侧不能上举。若双侧瘫痪,则软腭松弛下垂,如果影响咽鼓管开张能力,可出现中耳的症状和体征。

第9章　咽肿瘤

一、单项选择题

1. C　2. E　3. B　4. D　5. B　6. C　7. D

二、多项选择题

1. BCE　2. ABCDE　3. AB　4. ABCDE　5. ABD

三、填空题

1. 鼻咽纤维血管瘤

2. 鼻出血　鼻塞

3. 回吸涕中带血

4. 放疗

5. Ⅸ　Ⅹ　Ⅺ　Ⅻ

6. 鳞癌

7. 梨状窝

四、论述题

答: 由于鼻咽部解剖位置隐蔽,鼻咽癌早期症状不典型,临床上容易延误诊断,应特别提高警惕。其常见症状为:

(1)鼻部症状:早期可出现回吸涕中带血或擤出涕中带血。时有时无,多不引起重视。瘤体的不断增大可阻塞鼻孔,引起耳塞,始为单侧,继而双侧。

(2)耳部症状:肿瘤发生于咽隐窝者,早期可压迫或阻塞咽鼓管咽口,引起该侧耳鸣、耳闭塞感及听力下降,鼓室积液,临床易误诊为分泌性中耳炎。

(3)颈部淋巴结肿大:颈淋巴结转移者较常见,转移肿大的淋巴结为颈深部上群淋巴结,呈进行性增大,质硬,不活动,无压痛,始为单侧,继之发展为双侧。

(4)脑神经症状:肿瘤经咽隐窝由破裂孔侵入颅内。常先侵犯第Ⅴ、Ⅵ脑神经,继而累及第Ⅳ、Ⅲ、Ⅱ脑神经而发生头痛,面麻木,眼球外展受限,上睑下垂等脑神经受累症状;瘤体的直接侵犯或转移淋巴结压迫均可引起第Ⅸ、Ⅹ、Ⅺ、Ⅻ脑神经受损,而出现软腭麻痹、反呛、声嘶、伸舌偏斜等症状。

(5)远处转移:晚期鼻咽癌可发生肺、肝、骨等处转移,出现相应症状。

第10章　咽部异物、咽部灼伤、咽部狭窄及闭锁

一、单项选择题

D

二、多项选择题

1. ABCDE　2. ABCE　3. ABCE

三、填空题

1. 热灼伤　化学灼伤

2. 1周以内　3～4周

3. 外伤　特异性感染　先天性异常

4. 闭塞性鼻音

四、论述题

答：食管灼伤的分为三度。Ⅰ度：病变局限于黏膜层,黏膜表层充血肿胀,坏死脱落。创面愈合后无瘢痕形成,不遗留狭窄。Ⅱ度：病变累及黏膜下层及肌层,急性时局部溃疡形成,表面有渗出或假膜形成。1～2周后,创面出现肉芽。3～4周后,瘢痕收缩,遗留食管狭窄。Ⅲ度：病变累及食管全层及食管周围组织,可并发食管穿孔及纵隔炎等。

第11章　阻塞性睡眠呼吸暂停低通气综合征

一、单项选择题

1. E　2. E　3. D

二、多项选择题

1. ABCD　2. ACDE　3. ABCDE　4. ABCDE

三、填空题

1. 中枢性　阻塞性　混合性呼吸暂停

2. ≥30%　≥0.04　≥10 s　≥50%　≥0.03　≥10 s

3. 心房钠尿肽

4. 打鼾

5. 呼吸运动

6. 上气道持续压力测定

四、名词解释

1. 阻塞性睡眠呼吸暂停低通气综合征是指患者睡眠时上气道塌陷阻塞引起呼吸暂停和低通气,通常伴有打鼾、睡眠结构紊乱、频繁发生血氧饱和度下降、白天嗜睡、注意力不集中等病症,并可能导致高血压、心脏病、2型糖尿病等多系统损害。

2. 呼吸暂停低通气指数是指平均每小时睡眠时间内呼吸暂停和低通气的次数(单位：次/小时)。

五、论述题

答：OSAHS诊断依据为患者据有OSAHS症状：睡眠时严重打鼾和反复的呼吸暂停,通常伴有白天嗜睡、注意力不集中、情绪障碍等症状,或合并有高血压、缺血性心脏病或脑卒中、2型糖尿病等。

多导睡眠监测为诊断OSAHS的实验室金标准。OSAHS患者的呼吸暂停低通气指数(apnea hypopnea index,AHI)≥5次/h。呼吸暂停及低通气以阻塞性为主。根据患者AHI及最低SaO_2,OSAHS患者的严重程度分为三度。轻度：AHI 5～15,最低SaO_2 0.85～0.90；中度：AHI>15～30,最低SaO_2 0.65～<0.85；重度：AHI >30,最低SaO_2<0.65。

第3篇 喉科学

第1章 喉的临床解剖学

一、单项选择题

1. B   2. C   3. D   4. E   5. C   6. B   7. A

二、多项选择题

1. ACDE   2. ACDE   3. ABCDE

三、填空题

1. 会厌上缘　环状软骨下缘
2. 甲状软骨　会厌软骨　环状软骨
3. 甲状软骨　环状软骨
4. 声带突　肌突
5. 环甲关节　环杓关节
6. 方形膜　杓会厌皱襞　室韧带　弹性圆锥　声韧带
7. 胸骨舌骨肌　胸骨甲状肌　甲状舌骨肌　肩胛舌骨肌
8. 声门开张肌　声门关闭肌　声带紧张和松弛肌　会厌活动肌群
9. 杓会厌襞　声门下腔
10. 声门上区　声门区　声门下区
11. 膜间部　软骨间部
12. 2　疏松结缔组织
13. 舌骨大角　运动神经　感觉神经
14. 喉上动脉　环甲动脉(喉中动脉)　喉下动脉
15. 声带几乎无深层淋巴系统

四、论述题

答：喉内肌起点及止点均在喉部,收缩时使喉软骨运动。可分成以下4组:①声门开张肌:主要为环杓后肌,其功能是开大声门,并使声带紧张。②声门关闭肌:有环杓侧肌和杓肌。环杓侧肌收缩时使声带内收、声门裂的膜间部关闭。杓肌收缩时使两块杓状软骨靠拢,并闭合声门裂后部。③声带紧张和松弛肌:有环甲肌和甲杓肌。环甲肌收缩时使声带紧张度增加,并略有使声带内收的作用。甲杓肌收缩时使杓状软骨内转,以缩短声带及兼使声门裂关闭。④会厌活动肌群:主要有杓会厌肌和甲状会厌肌。杓会厌肌收缩使喉入口收窄;甲状会厌肌收缩使喉入口扩大。

第2章 喉的生理学

多项选择题

ABDE

第 3 章 喉的检查法

一、单项选择题

1. B 2. C

二、多项选择题

1. ABCDE 2. BC 3. ABC

三、填空题

1. 两

2. 图像更加清晰

3. 动态喉镜 频闪喉镜

4. 黏膜波动 声带振动异常

5. 肌电检测 神经诱发电位检测

第 4 章 喉的先天性疾病

一、填空题

1. 声门喉蹼

2. 恢复气道通畅 改善音质

3. 先天性喉软化症

二、名词解释

先天性喉喘鸣是由于婴幼儿因喉部组织软弱松弛、吸气时组织塌陷成活瓣震颤、喉腔变小所引起的喉鸣,亦称喉软骨软化。

第 5 章 喉创伤及异物

一、单项选择题

C

二、多项选择题

1. ACD 2. ABCE

三、填空题

1. 甲状软骨 环状软骨

2. 2 d 7 d

3. 气管切开术

4. 防止术后喉狭窄

5. 出血性休克 气道阻塞

6. 喉烧灼伤 喉烫伤 放射损伤 化学物质腐蚀伤

7. 声门及声门以上 气管隆突以上 支气管甚至肺泡

四、论述题

1. 答：儿童喉部的解剖结构与成人不同,因为喉创伤后的表现和处理也与成人有所差异。损伤后主要表现是：喉部软组织的水肿、炎症、杓状软骨脱位,喉前后径塌陷和声带麻痹,使甲状软骨下方的环状软骨较易向上脱位,再加上儿童喉结构韧性较好,一般较少骨折,在治疗上不宜早期行气管切开术,可采用直接喉镜检查,按治疗会厌炎的方法处理即可,只在严重喉挫伤时采用手术修复及气管切开。

2. 答:对于异物位于喉前庭以上的患者可在间接喉镜或电子喉镜下取出异物。需在全身麻醉后在直接喉镜下取出异物。注意禁用镇静剂。成人、小儿均可采用。对于较大异物、气道阻塞严重的病例,可先行气管切开,再于全身麻醉下,用直接喉镜取出异物。术后给予抗生素预防感染、糖皮质激素雾化吸入防止喉水肿。

第6章 喉的急性炎症性疾病

一、单项选择题

1. D 2. E 3. E

二、多项选择题

1. BCD 2. ABCD 3. ABCDE 4. ACE 5. ABCDE 6. ACD

三、填空题

1. 感染 Ⅰ型

2. 喉阻塞

3. 气管和支气管炎 吸气、呼气均有困难

四、名词解释

急性会厌炎是一种主要发生在声门上区的急性炎症,故又称急性声门上喉炎,主要表现为会厌及杓会厌襞的急性水肿,可形成会厌脓肿,是一种病情发展极快,危及生命的严重感染,可引起喉阻塞而窒息死亡。

五、论述题

答:小儿急性喉炎起病较急,主要症状为声嘶、阵发性犬吠样咳嗽、吸气性喉喘鸣和吸气性呼吸困难。因常继发于上呼吸道感染或某些急性传染病,故还伴有上述疾病的症状和一些全身表现,如发热、全身不适、乏力等。

小儿急性喉炎起病较急,病情进展快,易并发喉阻塞,一旦明确诊断,应立即采取措施解除患儿呼吸困难。及早使用有效、足量的抗菌药物控制感染,同时加用糖皮质激素减轻和消除喉黏膜的肿胀。抗菌药物可选用青霉素类和头孢类。根据病情,采用肌内注射或静脉滴注糖皮质激素如地塞米松。如有重度喉阻塞,药物治疗无好转,应及时行气管切开术。支持疗法,注意补充液体,维持水、电解质平衡。适当使用镇静剂,使患儿安静,避免哭闹,减少体力消耗,减轻呼吸困难。

第7章 喉的慢性炎症性疾病

一、单项选择题

1. E 2. D

二、多项选择题

1. ABCDE 2. ABCD

三、填空题

1. 慢性单纯性喉炎 慢性萎缩性喉炎 慢性肥厚性喉炎

2. 去除病因

3. 用声不当与用声过度　上呼吸道病变　内分泌因素

4. 环杓关节炎

5. 环杓关节环甲关节

四、名词解释

歌者小结也称声带小结,是慢性喉炎的一种特殊类型,常由炎性病变逐渐形成。临床表现主要是声嘶,喉镜检查可见声带游离缘前、中 1/3 交界处有对称性隆起。

五、论述题

答:声带息肉常发生于一侧声带的前、中 1/3 处的边缘,又称喉息肉。临床主要表现为声嘶,其程度视息肉的大小和类型而异。大息肉可致喉喘鸣和呼吸困难。检查发现局限性声带息肉多在一侧声带的前、中 1/3 部,基底小而有蒂,半透明淡红色或黄白色圆形或椭圆形肿物,自声带边缘长出,可随呼吸上下活动,有时可悬于声门下,在呼气时才窥及。广基型可见基底较广的半透明灰白色或淡红色肿块,单侧多见。

第 8 章　喉的神经性疾病及心因性疾病

一、单项选择题

1. D　2. C

二、填空题

1. 排除器质性病变

2. 中枢性　周围性

3. 外展肌　声带张肌　内收肌

4. 外伤　肿瘤　炎症

5. 暗示疗法

三、名词解释

1. 支配喉肌的运动神经受损,所引起声带运动障碍,称为喉瘫痪。

2. 癔症性失声也称精神性失声或功能性失声,是由于明显的心理因素引起的暂时性发声障碍。

四、论述题

答:喉返神经麻痹多是单侧麻痹,又以左侧麻痹最常见。①单侧不完全性麻痹:临床症状不明显,可有短时期的声嘶,随即恢复正常。喉镜下可见吸气时患侧声带居旁中位不能外展,但发音时声门仍能闭合。②单侧完全性麻痹:声音嘶哑,易疲劳,声时缩短,说话和咳嗽时有漏气现象。喉镜检查,因患侧外展及内收肌的功能完全丧失,患侧声带固定于旁中位,即介于中间位与正中位之间。初期发声时,健侧声带闭合到正中位,双侧声带有裂隙,后期出现代偿,健侧声带内收超过中线向患侧靠拢,发声好转,一般无呼吸困难。③双侧不完全性麻痹:因双侧声带均不能外展而引起喉阻塞,呼吸困难为其主要症状,无明显声嘶。喉镜下可见双侧声带均居旁中位,外展受限,其间仅有小裂缝,发声时,声门仍可闭合。④双侧完全性麻痹:发声嘶哑无力,音频单调,说话费力,犹如耳语声,不能持久,自觉气促,但无呼吸困难。因声门失去正常的保护性反射,不能关闭,易引起误吸和呛咳,气管内常积有分泌物,且排痰困难,呼吸有喘鸣声。喉镜下可见双侧声带固定于旁中位,边缘松弛,不能闭合,亦不能外展。

第9章 喉肿瘤

一、单项选择题

1. B 2. E 3. C 4. B 5. E 6. E 7. C

二、多项选择题

1. ABC 2. ABCDE 3. ABD 4. ACD 5. ABCDE 6. ABCDE 7. CDE

8. ABCD

三、填空题

1. 上皮性 非上皮性

2. 进行性声嘶 支撑喉镜下应用 CO_2 激光切除

3. 毛细血管瘤 海绵状血管瘤 毛细血管瘤

4. 结缔组织 手术切除

5. 声门型 声门上型 声门下型

6. 喉结核 喉乳头状瘤 喉梅毒

四、名词解释

贯声门癌也称声门旁型或跨声门癌,是指原发于喉室的癌肿,跨越两个解剖区即声门上区及声门区,以广泛浸润声门旁间隙为特点,癌在黏膜下浸润扩展。由于肿瘤位置深而隐蔽,早期症状不明显,当出现声嘶时,常已先有声带固定,而喉镜检查仍未能窥见肿瘤。

五、论述题

答:喉癌的治疗:①手术治疗为喉癌治疗的主要手段。其原则是在彻底切除肿瘤的前提下,尽可能保留或重建喉的功能,以提高患者的生存质量。喉癌的手术包括喉全切除术和各种喉部分切除术。喉部分切除术的术式很多,主要根据肿瘤的部位、范围以及患者的全身状况等因素进行选择。喉癌常有颈淋巴结转移,为此颈淋巴结清扫是喉癌手术的重要组成部分。②放射治疗其适应证为声带癌 Tis、T1a、T1b 病变,声带运动正常。病变小于 1 cm 的声门上型喉癌。全身情况差,不宜手术者。病变范围较广,波及喉咽的癌肿,可先行术前放疗。③化学治疗:多采用诱导化疗加放疗或同步放、化疗。④其他治疗包括免疫治疗、生物治疗或中医治疗等,有一定的疗效。

第10章 喉的其他疾病

一、单项选择题

1. D 2. C 3. C

二、多项选择题

1. ACDE 2. AB

三、填空题

1. 感染性 非感染性

2. 24 h pH 值监测 质子泵阻滞剂

3. 外伤

四、名词解释

1. 咽喉反流是指胃内容物反流至食管上端括约肌以上的咽喉部。

第 11 章　喉阻塞

一、单项选择题

1. A　2. B　3. B　4. B

二、多项选择题

ABCDE

三、填空题

1. 胸骨上窝　锁骨上、下窝　肋间隙　剑突下　上腹部
2. 气管插管　气管切开　环甲膜切开

四、名词解释

喉阻塞又称喉梗阻,是喉部或其邻近组织病变,使喉部气流通道变窄或阻塞,引起呼吸困难和窒息。

五、论述题

答：根据患者临床表现,可将喉阻塞分为四度,治疗时可据此采取不同措施。一度：安静时无呼吸困难表现。活动或哭闹时,有轻度吸气性呼吸困难,稍有吸气性喉喘鸣及吸气性胸廓周围软组织凹陷。治疗措施为明确病因,积极治疗,不需气管切开术。二度：安静时也有轻度吸气性呼吸困难,吸气期喉鸣和吸气期胸廓周围软组织凹陷,活动时加重,不影响睡眠和进食,无烦躁不安等表现。脉搏正常。治疗措施为积极治疗病因,密切观察病情变化,同时做好气管切开术的准备。三度：吸气性呼吸困难明显,喉鸣声较响,吸气期胸廓周围软组织凹陷显著。出现烦躁不安,不易入睡,不愿进食,脉搏加快等缺氧症状。治疗措施为在严密观察呼吸并做好气管切开术准备的情况下,可试用药物治疗和给氧。若经保守治疗无效,或阻塞时间长、全身情况差时,应及早手术。四度：呼吸极度困难。患者坐卧不安,手足乱动,出冷汗,面色苍白或发绀,定向力丧失,心律不齐,脉搏细弱,血压下降,大小便失禁等。治疗措施为立即行气管切开术。若病情十分紧急,可先行环甲膜切开术,缓解呼吸。

第 12 章　气管插管术及气管切开术

一、单项选择题

1. C　2. C　3. D　4. B

二、多项选择题

1. ABC　2. ABCD　3. BCDE　4. ABD

三、填空题

1. 喉头水肿　急性喉炎　喉头黏膜下血肿
2. 麻醉喉镜　气管插管
3. 经口插管　经鼻插管　纤维内镜
4. 2.5～3 cm　4～5 cm　72 h　48 h
5. 3～4

6. 甲状软骨下缘 胸骨上窝 颈前正中线

7. 24～48 h 24～48 h

8. 原发性出血 继发性出血 继发性出血

9. 1 d

四、名词解释

1. 气管插管术是将特制的气管导管,通过口腔或鼻腔插入患者气管内,是解除呼吸道梗阻,给予气管内麻醉和人工辅助呼吸可靠而常用的方法。

2. 气管切开术是指切开颈段气管,放入气管套管,以解除喉源性气道阻塞或下呼吸道分泌物潴留所致呼吸困难,是一种抢救危重患者的急救手术。

五、论述题

1. 答:气管插管术的并发症及发生原因有:①插管技术不规范或不熟练,致呼吸道黏膜损伤、出血等,牙齿损伤或脱落,甚至下颌关节脱位。②浅麻醉下插管易造成刺激性呛咳、喉头及支气管痉挛;心率增快及血压波动而导致心肌缺血。严重的迷走神经反射还可导致心律失常,甚至心搏骤停。③导管内径不合适造成的问题。内径过小可加重呼吸阻力,过大容易损伤气道黏膜,甚至引起喉头水肿。

2. 答:气管切开术的适应证包括:①咽部阻塞出现呼吸困难者。②3～4 度喉阻塞。③下呼吸道分泌物潴留:昏迷,神经麻痹,严重的脑、胸、腹部外伤及呼吸道烧伤。④预防性气管切开:施行口腔、颌面、咽、喉大手术时,为保持术中及术后呼吸道通畅,可行气管切开术。⑤下呼吸道异物,为确保安全,可先行气管切开,再行异物取出。

第 13 章 嗓音医学及言语病理学

一、单项选择题

1. E 2. C

二、多项选择题

1. CDE 2. ABCDE

三、填空题

1. 动力器官 振动器官 共鸣器官 构音器官

2. 频率 振幅

3. 用声过度 用声不当

4. 听力障碍

四、名词解释

运动性失语症是局灶性脑损伤或疾病引起的一种履行语言功能的认知系统损坏。其具体表现为语言表达障碍,不能说出想说的话,以手势表达意愿,但无发声困难。

五、论述题

答:嗓音治疗的具体方法为:①对于喉肌功能过强如男声女调,男性青春期变声异常,致语调高尖者,应引导在发声时使喉肌放松,语调降低。采用发声时同时作咀嚼动作的训练方法,可改善发声。②对于喉肌功能过弱者,练习屏气动作,使声带紧闭,胸腔固定,并同时发声。经过反复练习,有助于增加声带张力。③进行呼吸训练,调节呼吸-发音,改胸式呼吸为胸腹式混合呼吸,控制呼气能力,使呼气慢而均匀,呼气期延长。

第4篇　气管食管科学

第1章　气管、支气管及食管的临床解剖学

一、单项选择题

1. D　2. A　3. C　4. B　5. B

二、多项选择题

BD

三、填空题

1. 环状软骨　6颈椎　气管隆嵴　第5胸椎

2. 喉返神经

3. 20°～30°角　45°

4. 黏膜层　黏膜下层　肌层　纤维层

5. 齿状线

6. 上腔静脉　奇静脉　门静脉

7. 体液免疫　细胞免疫

8. 骨骼肌　骨骼肌和平滑肌　平滑肌

四、名词解释

气管末段最后一个气管环呈三角形突起,位于左右两侧主支气管交角处,组成气管杈。其内形成一边缘光滑锐利的矢状嵴突,称为气管隆嵴,是左右主支气管的分界,也是支气管镜检查时定位的一个重要解剖标志。

第2章　气管、支气管及食管的生理学

一、多项选择题

ABDE

二、填空题

口咽部期　食管期　贲门胃期

第3章　气管、支气管及食管的内镜检查法

一、单项选择题

1. B　2. C　3. C

二、多项选择题

1. ACDE　2. ABCD　3. ABCDE　4. ABCDE　5. ABCDE

三、填空题

硬管支气管镜　纤维支气管镜　电子支气管镜

四、论述题

答: 硬支气管镜检查法的注意事项为:①为顺利进行手术,首先应保持呼吸道通畅,术前充分准备手术器械、光源、吸引器、抢救物品等,防止手术过程中发生意外。②在硬管支气

管镜检查时,应尽量设法避免用力不当所导致的上切牙受损或者脱落。③手术时操作应轻柔,如退出异物钳或活检钳时受阻,应避免用力牵拉,引起管壁损伤,发生并发症。④支气管镜过粗或手术时间过长,均易诱发喉水肿。术后需观察患者呼吸情况,手术应选用粗细合适的支气管镜,避免发生喉水肿。

硬食管镜检查法的注意事项为:①由于环咽肌的收缩,将环状软骨拉向颈椎,并在其后壁形成一隆起,常使食管入口呈闭合状态,导致食管镜不易进入食管入口。因此,在检查时,必须在看到环后隙张开后,才可送入食管镜,以减少组织的损伤,防止并发食管穿孔。②若麻醉不充分、体位不当、患者情绪紧张、局部组织肿胀、食管镜选取不当等,均可使食管镜不易进入食管入口,术中应认真分析原因,予以及时纠正,切勿贸然插入食管镜。③小儿选用食管镜过大时,致食管镜远端压迫气管后壁,有时可发生呼吸困难或窒息,采用气管内插管全麻则可避免此种情况的发生。局麻时,若发生呼吸困难,应及早退出食管镜,保持呼吸道通畅。

第4章　气管、支气管异物

一、单项选择题

1. A　2. D　3. B　4. D　5. B

二、多项选择题

1. ABDE　2. ABDE　3. ABCDE

三、填空题

1. 全麻

2. 异物进入期　安静期　刺激或炎症期　并发症期

四、论述题

答:气管、支气管异物取出术前注意事项包括:气管、支气管异物一般应及早取出,以避免或减少发生窒息和并发症的机会。患者若无明显呼吸困难,但因支气管炎、肺炎等并发症且伴有高热或体质衰弱者,取出异物前,应先予抗感染补液等对症支持疗法,密切观察有无突发呼吸困难,略待体温下降,一般情况好转后再取出异物。病情危重、呼吸极困难者,若抢救设备不全时,可先行气管切开术,防止发生窒息。已有气胸、纵隔气肿等并发症时,肺大部分被压缩者,应首先治疗气胸或纵隔气肿,待积气消失或明显缓解后再行异物取出术;若伴有心力衰竭者,应予强心剂治疗,并改善缺氧症状。术前应做详细的体格检查,了解异物的大小、种类、形状及所在位置。对于极度虚弱的患儿,且伴有严重并发症或心脏疾病患者,应有专科医生监护,避免不测。选取适当器械,根据患者年龄大小选择合适的直接喉镜、支气管镜、喉与支气管异物钳及吸引器管等。充分准备急救用品。

第5章　食管异物

一、单项选择题

1. C　2. C

二、多项选择题

1. ABCDE　2. CD　3. ABCDE

三、填空题

1. 食管穿孔

2. 局

3. 食管入口　16

4. 23　致命性

四、论述题

答：食管异物的诊断：患者有明确的异物误吞史，当异物位于食管上段时，患侧颈部常有轻微压痛，梨状窝处可见积液；X线下能显影的异物，可直接作X线拍片定位，对X线下不显影的异物，应行食管X线钡餐检查，以确定异物的存在与否及所在部位；怀疑食管异物而诊断不明者，可行食管镜检查。

食管异物的治疗原则：①食管异物确诊后，尽早在食管镜下取出异物，防止炎症加重和并发症的发生。食管镜检查前应禁食4～6 h，术前应再次确认异物的存在及部位，根据异物部位及其形状、大小，选用合适的手术器械；合并感染或全身情况较差者，可先用抗菌药物治疗并予补液，待病情稍有改善后再行检查；食管镜检查一般在局麻下进行，儿童、异物较大或因其他原因估计局麻有困难者，可选用全麻；在食管镜下窥见异物时，需查清异物与食管壁的关系，如异物尖端刺入食管壁时，应先使其退出管壁，再将异物转位，使其与管镜纵轴平行后取除，不可强行外拉，以免加重管壁损伤。②根据病情给予补液等全身支持疗法。局部有感染者，应使用足量抗菌药物，疑有食管穿孔者，应行鼻饲饮食。③异物合并颈段食管周围脓肿或咽后脓肿且积脓较多时，应行颈侧切开术，充分引流脓液。④异物已穿破食管壁，合并有纵隔脓肿或疑为大血管破溃等胸科病变，或异物嵌顿甚紧，食管镜下难以取出时，宜请胸外科协助处理。

第6章　食管腐蚀伤

一、单项选择题

1. B　2. D

二、多项选择题

1. ABCDE　2. ABC

三、填空题

1. 急性期　症状缓解期　瘢痕狭窄期

2. 卡他性　纤维素性　坏死性

3. 碱性　酸性

第7章　食管炎

一、多项选择题

ABD

二、填空题

1. 局部疼痛　吞咽障碍

2. 下

第5篇 耳 科 学

第1章 耳的临床解剖学

一、单项选择题

1. A 2. D 3. E 4. D 5. C 6. C 7. C 8. B 9. D 10. B

二、多项选择题

1. ABCE 2. ABCD 3. ADE 4. BCDE 5. DE

三、填空题

1. 耳郭 外耳道

2. 软骨 软骨膜

3. 鼓膜 2.5～3.5 cm 外 1/3 内 2/3

4. 鼓室 咽鼓管 鼓窦 乳突

5. 上 中 下

6. 外 内 前 后 顶 底

7. 前上 前下 后上 后下

8. 前庭窗 后上方 圆窗 后下方

9. 听骨 听骨韧带

10. 鼓室 鼻咽 35 mm

11. 迷路 听觉 位觉

12. 内 外

四、名词解释

1. 外耳道峡部：骨性外耳道中部是外耳道最狭窄的部位，称作外耳道峡部，易于嵌顿异物、耵聍等。

2. 第二鼓膜：鼓岬的后下方有一圆形凹陷，其内有一通向耳蜗鼓阶起始部的圆形窗孔，称之为蜗窗或圆窗，由圆窗膜封闭，又称第二鼓膜。

3. 鼓窦：介于上鼓室与乳突气房之间一个较大的形状不规则的骨性气房，是鼓室与乳突气房相通的要道。

4. 位觉斑：位于前庭内，有膜半规管的 5 个开口，囊壁为椭圆形，有较厚的感觉上皮区，即椭圆囊斑，亦称位觉斑，感受位觉。

5. Corti 器：基底膜上有支持细胞，内外毛细胞和胶状盖膜组成的螺旋器，是听觉感受器的主要部分。

五、论述题

1. 答：鼓膜的解剖标志：鼓膜的中心部最凹处相当于锤骨柄的尖端，称之为脐部。锤骨短突顶起鼓膜的部位名为锤凸，锤骨柄通过鼓膜表面的映影名锤纹，在锤骨柄的前下方可见一锥形反光区，称之为光锥。沿锤骨柄作一假想线，再经鼓膜脐作一与之垂直的假想线，将鼓膜分为前上、前下、后上、后下 4 个象限。

2. 答：骨迷路与膜迷路的组成：骨迷路由致密的骨质组成，包括前庭、骨半规管和耳蜗,前庭位于骨半规管与耳蜗之间。骨半规管可感知各个方向的加速度,起到感知运动和体位、调节身体平衡的作用。膜迷路由膜管与膜囊组成,借纤维束固定于骨迷路内,分为椭圆囊、球囊、膜半规管及膜蜗管四部分。膜蜗管与听觉有关,其他与平衡觉相关。

第 2 章　耳的生理学

一、单项选择题

1. C　2. B　3. D

二、多项选择题

1. ACD　2. DE

三、填空题

1. 鼓膜　听骨链　螺旋器

四、论述题

答:半规管的生理功能为感受正负角加速度刺激,球囊斑感受头在额状面上的静平衡及直线加速度,椭圆囊斑感受头在矢状面上的静平衡及直线加速度,刺激经前庭神经核传入中枢。

第 3 章　耳的检查法

一、单项选择题

1. B　2. D　3. E　4. E　5. D　6. C　7. D　8. D

二、多项选择题

1. BC　2. ABCDE　3. ABCD　4. CE　5. ABCE

三、填空题

1. 1 cm　同一平面　中线　鼓窦区

2. 快相　垂直性　旋转性

四、名词解释

1. 听阈:是足以引起某耳听觉的最小声强值,是在规定条件下给一定次数的声信号,受试者对其中 50% 能作出刚能听及反应时的声级。

2. 病理性听觉适应:感音神经性聋、特别是神经性聋时,听觉疲劳现象较正常明显,在声刺激的持续过程中产生的听力减退在程度及速度上均超出正常范围,后者称病理性听觉适应,简称病理性适应。

3. 安纳贝尔征(Hennebert sign):由于外淋巴瘘或者膜迷路水肿,膜迷路与镫骨底板间有粘连,检查时鼓膜完整,瘘管试验阳性称为安纳贝尔征阳性。

五、论述题

1. 答:鼓室导抗图的常见类型有:A 型:正常的中耳功能图形;As 型:常见于耳硬化、听骨固定或鼓膜明显增厚等中耳传音系统活动度受限时;Ad 型:见于听骨链中断、鼓膜萎缩、愈合性穿孔以及咽鼓管异常开放时;B 型曲线多见于鼓室积液和中耳明显粘连者;C 型曲线表示着咽鼓管功能障碍、鼓室负压。

2. 答:自发性眼震分为周围性、中枢性及眼性;周围性眼震性质为水平性,略带旋转,一般不变换方向,强度随着疾病发展过程而变化,有与疾病严重程度相关的自主神经症状;

中枢性一般为垂直性、旋转性或对角线性,方向可变换,强度多变,一般无自主神经症状,有则与疾病程度无关;眼性为钟摆性或张力性,方向无快慢性,强度不稳定,无自主神经症状。

第4章 先天性耳畸形

一、单项选择题

1. A 2. C 3. A

二、多项选择题

ABD

第5章 耳外伤

一、单项选择题

1. B 2. D 3. A 4. D

二、名词解释

颞骨纵行骨折:颞骨骨折的一种,较为常见,占颞骨骨折的70%～80%。骨折线与岩骨长轴平行,起自颞骨鳞部,通过外耳道后上壁、中耳顶部,沿颈动脉管,至颅中窝底的棘孔或破裂孔附近。

第6章 外耳疾病

一、单项选择题

1. B 2. C 3. E 4. D 5. E 6. A 7. B 8. D 9. E

二、多项选择题

1. ABCDE 2. ACDE 3. ABCE

三、填空题

1. 软骨段 耵聍腺 耵聍栓塞

四、名词解释

1. 外耳道疖:发生于外耳道软骨部,由于感染细菌所致的以剧烈耳痛为主要表现的外耳道皮肤的急性局限性化脓性炎症。多为单发,也可多发。夏秋季多见。

2. 耳郭假性囊肿:指耳郭软骨夹层内的非化脓性浆液性积液,形成囊肿样隆起,因非真正的囊性结构,故称假性囊肿。多发生于一侧耳郭的外侧前面上半部,也可双侧发病。

3. 外耳道胆脂瘤:是指由于多种原因阻塞于外耳道骨部的含有胆固醇结晶的脱落上皮团块,又称外耳道阻塞性角化病。

五、论述题

答:外耳道胆脂瘤的主要表现为耳堵塞感、耳鸣和耳聋,无继发感染的小胆脂瘤可无明显症状。胆脂瘤较大时,可出现耳内堵塞感、听力减退、耳鸣、较大的外耳道胆脂瘤可破坏外耳道皮肤、骨质,使骨性外耳道扩大,甚至侵犯乳突、神经等。无合并感染时可将其直接取出,有感染时控制感染尽早取出。

第7章　中耳疾病

一、单项选择题

1. E 2. E 3. B 4. D 5. D 6. B 7. A 8. D 9. C 10. E 11. C 12. C
13. B

二、多项选择题

1. ABCD 2. ABCDE 3. ABCDE 4. AC 5. ABCDE 6. ABC 7. BE

三、填空题

1. 鼓室积液　听力下降　非化脓性
2. 咽鼓管功能障碍　感染　免疫反应
3. 液平面
4. 头部或牙　加剧　减轻
5. 脑膜刺激征　假性脑膜炎
6. 长期流脓　穿孔　下降

四、名词解释

1. 胶耳：分泌性中耳炎中中耳积液极为黏稠而呈胶际状者,称为胶耳。

2. 急性乳突炎：好发于儿童,多由急性化脓性中耳炎发展而来,是乳突气房黏膜及其骨质的急性化脓性炎症。2～3岁以下的儿童因乳突尚未发育,故不发生此病。

3. 慢性化脓性中耳炎：急性化脓性中耳炎超过6～8周,病变侵犯中耳黏膜、骨膜或深致骨质,形成不可逆的损伤,常合并慢性乳突炎,临床上以耳内长期或间歇流脓、鼓膜穿孔及听力下降为特点,称为慢性化脓性中耳炎。

五、论述题

1. 答：分泌性中耳炎的治疗原则为清除中耳积液,改善中耳通气引流及病因治疗。具体包括：①清除中耳积液,改善中耳通气引流,具体方法有鼓膜穿刺抽液、鼓膜切开术、鼓室置管术、咽鼓管吹张；②病因治疗：治疗鼻咽或鼻腔疾病；③药物治疗：根据病情选用敏感抗菌药物和糖皮质激素短期治疗。

2. 答：骨疡型中耳炎又称坏死型或肉芽型,多由急性坏死型中耳炎迁延而来。黏膜组织广泛破坏,听骨、鼓环、鼓窦及乳突小房均可发生出血、坏死。局部可有肉芽组织或息肉形成。临床特点为耳持续性流黏稠脓,常有臭味,如有肉芽或息肉出血,则脓内混有血丝或耳内出血。鼓膜紧张部大穿孔或边缘性穿孔,通过穿孔可见鼓室内有肉芽或息肉；长蒂的息肉从穿孔脱出,可堵塞于外耳道内,妨碍引流。患者多有较重的传导性聋。乳突X线片有边缘模糊不清的透光区。颞骨CT扫描示上鼓室、鼓窦及乳突内有软组织阴影,可伴轻微骨质破坏。

第8章　耳源性颅内、外并发症

一、单项选择题

1. D 2. C 3. C 4. B

二、多项选择题

1. ACD 2. ABD 3. ABCDE

三、填空题

1. 局限性迷路炎　浆液性迷路炎　化脓性迷路炎

2. 破坏的骨壁　正常解剖结构或骨缝　血行途径

四、名词解释

1. 耳源性脑膜炎：急性或慢性化脓性中耳乳突炎所并发的软脑膜和蛛网膜的急性化脓性炎症。依患者的个体抵抗力的强弱、病菌毒力的大小可以形成局限性和弥漫性两类脑膜炎。局限性脑膜炎一般称之为硬脑膜下脓肿。弥漫性的脑膜炎即通常所说的耳源性脑膜炎。

2. 乙状窦血栓性静脉炎：中耳乳突的炎症通过直接或间接途径造成乙状窦壁的炎症，在损伤区形成血栓，以周期性恶寒、高热为表现。

第9章　耳硬化

一、单项选择题

1. B　2. C　3. A　4. E

二、多项选择题

1. BCE　2. ACDE

三、填空题

1. 传导性　阴性　卡哈切迹　As

四、名词解释

1. 耳硬化：以内耳骨迷路包囊之密质骨出现灶性疏松，呈海绵状变性为特征的颞骨岩部病变。临床以双耳不对称性进行性传导性聋、耳鸣等为特征的疾病。

2. 镫骨型耳硬化：耳硬化病灶侵犯前庭窗龛、环韧带及镫骨者，使镫骨活动受限甚至消失，称为镫骨型耳硬化。

五、论述题

答：耳硬化的临床表现为无诱因出现两耳非对称性进行性传导性聋，鼓膜正常，咽鼓管功能良好，音叉检查有 Bezold 三征，Gelle 试验阴性，纯音听力曲线可有 Carhart 切迹，鼓室导抗图 A 型或 As 型，可诊断为镫骨型耳硬化症。无明显诱因的感音神经性聋，鼓膜上有 Schwartze 征，听力图上可见气骨导间距，As 型鼓室导抗图，影像学检查见迷路或内耳道骨壁上有增生区，可诊断为耳蜗型硬化症。

耳硬化症目前治疗以手术为主，主要的手术方式为镫骨足板切除术。不宜手术患者可佩戴助听器。

第10章　耳聋及其防治

一、单项选择题

1. E　2. D　3. C　4. A

二、多项选择题

1. ABC　2. ADE

三、名词解释

1. 感音神经性聋：由于螺旋器毛细胞、听神经、听觉传导路径或各级神经元受损害，致声音的感受与神经冲动传递障碍以及皮层功能缺失者,称感音性、神经性或中枢性聋。

2. 传导性聋:各种原因导致的外耳和中耳疾病致使进入内耳的声能减弱,所造成的听力下降为传导性听力损失,称为传导性聋。

第 11 章　耳源性眩晕

一、单项选择题

1. E　2. A　3. C　4. E　5. D　6. D

二、多项选择题

1. BC　2. ABCD　3. DE　4. ABD　5. ABCD

三、填空题

1. 膜迷路积水　发作性眩晕　波动性听力下降　耳鸣　耳胀满感

2. 旋转性　自身　周围物体

3. 阳性　患侧

4. 手法复位　重力线　椭圆囊

四、名词解释

1. 良性阵发性位置性眩晕:由于椭圆囊斑的耳石碎屑脱落,进入半规管内导致,以体位变动时,例如起床、躺下以及翻身时候一过性眩晕,持续时间一般小于 1 min 为主要症状的疾病。

2. 梅尼埃病:由于原发性膜迷路积水所致的以发作性眩晕、波动性耳聋以及耳鸣、耳胀满感为主要表现的疾病。

五、论述题

1. 答:梅尼埃病的诊断依据为:①发作性眩晕 2 次及以上,每次持续 20 min 至数小时,常伴有自主神经功能紊乱,无意识障碍。②波动性听力损失,早期多为低频听力损失,随病情进展加重。至少 1 次纯音测听为感音神经性听力损失。③伴有耳鸣或(和)耳胀感。④排除其他疾病引起的眩晕,如良性阵发性位置性眩晕等。

2. 答:梅尼埃病的主要表现为发作性眩晕持续数十分钟至数小时,波动性听力下降、耳鸣、耳聋和耳胀满感。良性阵发性位置性眩晕多发生在特定体位时,以短暂发作的眩晕,伴有眼震、恶心呕吐等自主神经症状为主要表现。前庭神经炎多由于病毒感染所致,以突然发作的眩晕持续时间数小时至数天,向健侧的自发性眼震,恶心呕吐等自主神经症状为主要表现。有自愈倾向,很少复发。

第 12 章　耳鸣

一、单项选择题

1. C　2. D

二、多项选择题

1. ABDE　2. ABCDE

三、名词解释

1. 耳鸣再训练疗法:通过改变与产生耳鸣有关的中枢神经网络的可塑性,降低机体对耳鸣的异常反应,从而达到机体对耳鸣的习服。

第13章 面神经疾病

一、单项选择题

1. D 2. C 3. E 4. C 5. A 6. E 7. C 8. B

二、多项选择题

1. ABCD 2. AC 3. ABC

三、填空题

1. 周围性面瘫 耳部疱疹 耳痛

2. 单侧 周围性 特发性面瘫

四、名词解释

1. 半面痉挛：不明原因引起的一侧面神经运动功能紊乱，以一侧面部肌肉出现阵发性的不自主抽搐为主要临床表现，常见于成年人。

2. Hunt 综合征：由于感染水痘-带状疱疹病毒所致的以周围性面瘫、耳部疱疹、耳痛为主要临床表现的疾病。

五、论述题

答：贝尔面瘫常为不完全性，单侧发病，有自然恢复倾向，多在1～4周恢复。常用的治疗手段为对症药物治疗，高压氧治疗，物理疗法，保护角膜，手术治疗常采用面神经减压术。

第14章 耳肿瘤

一、简答题

答：缓慢进行性的高频感音神经性听力下降是听神经瘤的典型表现。在大多数的病例中，表现为单侧听力下降。部分患者可以首发表现为突发性耳聋，多数患者可以出现耳鸣、平衡障碍和不稳定。当肿瘤较大时，可以出现其他症状，例如三叉神经障碍、角膜反射的消失、面神经麻痹、颅内高压的症状，极少数患者可出现脑干和小脑症状。

第6篇 颈 科 学

第1章 颈部临床解剖学

一、单项选择题

1. D 2. B 3. C 4. D 5. D

二、多项选择题

1. BD 2. ACE 3. ABDE 4. BCD 5. ADE

三、填空题

1. 斜方肌前缘 胸锁乳突肌前、后缘

2. 颈动脉 肌

3. 胸锁乳突肌前缘 肩胛舌骨肌上腹 二腹肌后腹

4. 枕三角 锁骨上三角

5. 第1～4 胸锁乳突肌 肩胛提肌 皮支 肌支

6．颈上神经节　颈中神经节

7．主动脉弓　无名动脉(头臂干)

8．3　颈深筋膜浅层　颈深筋膜中层　颈深筋膜深层

9．颈上部　颈前区　颈外侧淋巴结

四、名词解释

颈前区也称颈前三角,上界为下颌骨下缘,外界为胸锁乳突肌前缘,内侧以颈正中线为界。

第 2 章　颈部检查法

一、单项选择题

B

二、多项选择题

ABC

三、填空题

1．静脉　收缩期杂音

2．阳性

四、论述题

答：甲状腺触诊时,检查者可站在患者的后面或前面。检查者站在患者后面,一手示指、中指施压于一侧甲状软骨,将气管推向对侧,另一手拇指在对侧胸锁乳突肌后缘向前推挤甲状腺,示食、中指在其前缘触诊甲状腺。或检查者站在患者对面,用一只手的拇指将患者的甲状软骨推向检查侧,使检查侧的甲状腺腺叶突出,另一只手示指、中指在检查侧的胸锁乳突肌后缘推挤甲状腺,拇指在胸锁乳突肌前缘触诊。让患者做吞咽动作,重复检查。

第 3 章　颈部先天性疾病

一、多项选择题

BCD

二、填空题

1．胸锁乳突肌前缘　无咽部内口,只有外口

2．淋巴组织　胸锁乳突肌后缘

第 4 章　颈部炎性疾病

一、单项选择题

B

二、多项选择题

ADE

三、填空题

金黄色葡萄球菌　溶血性链球菌

四、论述题

答：颈部淋巴结结核的治疗以全身抗结核治疗为主,局部治疗为辅,加强营养、增强体

质。全身治疗主要是联合、适量、规律和全程地进行系统的抗结核治疗,经过至少 6 个月的治疗,可达到控制和杀死结核菌的目的。局部治疗:①对于局限的、活动性好的单个颈部淋巴结结核,可进行手术切除。②对于已形成寒性脓肿,但未形成破溃者,可于脓肿周围的正常皮肤处进行脓肿穿刺,抽脓,注入抗结核药物,禁止在脓肿处直接穿刺以免造成经久不愈的瘘口。如寒性脓肿破溃形成窦道,可局部刮除结核肉芽组织、瘘口不缝合,局部以抗结核药物治疗。

第 5 章　颈部血管性疾病

一、单项选择题

D

二、多项选择题

ACE

三、填空题

1. 颈动脉分叉　颈内动脉

2. 真性动脉瘤　假性动脉瘤　夹层动脉瘤

3. 颈部搏动性包块

第 6 章　颈部创伤

一、多项选择题

1. ABCDE　2. ACDE

二、填空题

1. 保持呼吸通畅　修复气管损伤　防止气管狭窄

2. 止血　纠正休克　保持呼吸通畅　预防感染

第 7 章　颈部肿块

一、单项选择题

1. D　2. C　3. A

二、多项选择题

1. CE　2. ACDE

三、填空题

特异性　非特异性

第 8 章　甲状腺肿瘤

一、单项选择题

C

二、填空题

1. 乳头状腺癌　滤泡状腺癌　未分化癌　髓样癌

第 7 篇　颅底外科学

一、单项选择题

1. B　2. C　3. B

二、多项选择题

1. CD　2. BCE　3. ACDE

三、填空题

1. 额骨眶板　筛骨水平板　蝶骨小翼　蝶骨体前部

2. 筛板　眶顶

3. 蝶骨体　蝶骨大翼　颞骨岩部　颞骨鳞部　大脑颞叶

4. 视神经交叉　海绵窦

5. 颈内动脉

6. 棘孔

7. 弓状隆起　岩大神经

8. 颅内　颞骨　颞骨以下

四、名词解释

1. 侧颅底是一个临床概念,指在颅底的外面,沿眶下裂和岩枕裂各作一延长线形成的三角形区域。

2. 颈内静脉在颈静脉窝处膨大形成向上隆起的球状结构,称颈静脉球。

五、论述题

答：前颅底原发的良性和恶性肿瘤,经临床和影像学评估可以完整切除者,即可行颅面联合手术。前颅底肿瘤手术操作不断地完善和发展,但其基本原则一直没有改变：充分暴露术野,整块切除肿瘤;不牵拉或最小程度地牵拉脑组织;围术期应用抗菌药物,手术步骤按照先颅内后颅外,先无菌后有菌的原则进行;选择性保留眶内容;尽可能保留功能;受累硬脑膜应一并切除,修复重建颅底,恢复外形、减少并发症。